BIEN VIVRE
SA SEXUALITÉ

FRANÇOIS-XAVIER POUDAT

BIEN VIVRE SA SEXUALITÉ

Odile Jacob

Collection dirigée
par Christophe André

Nouvelle édition entièrement revue et augmentée
de *Nous n'arrivons pas à nous entendre. Mieux vivre sa sexualité*, 2000.

15, RUE SOUFFLOT, 75005 PARIS

www.odilejacob.fr

ISSN : 1620-0853
ISBN : 2-7381-1528-4

La collection « Guide pour s'aider soi-même » est conçue pour vous aider à faire face aux difficultés de la vie quotidienne, mais aussi aux problèmes psychologiques les plus sérieux. Chaque guide répond à vos questions et vous propose des informations pour comprendre ce qui vous arrive (ou ce qui arrive à l'un de vos proches) ainsi que des conseils pour agir au quotidien.

Médecins, psychologues, ou autres professionnels de santé, les auteurs sont toujours des spécialistes reconnus et expérimentés du problème abordé. Ils ont déjà aidé de nombreuses personnes dans votre cas à s'en sortir. Et le livre que vous tenez entre les mains a été relu et validé par des lecteurs confrontés aux mêmes difficultés que vous.

Vos réactions à la lecture de cet ouvrage, la manière dont il a pu vous aider, dont vous l'avez utilisé et mis en pratique nous intéressent beaucoup. N'hésitez pas à nous écrire pour raconter votre expérience.

Christophe André

« GUIDE POUR S'AIDER SOI-MÊME »

DÉJÀ PARUS

Mon enfant s'oppose. Que dire ? Que faire ?
Dr Gisèle George.

Je ne peux pas m'arrêter de laver, vérifier, compter. Mieux vivre avec un TOC.
Dr Alain Sauteraud.

Mieux vivre sa sexualité.
Dr François-Xavier Poudat.

Affirmez-vous ! Pour mieux vivre avec les autres.
Dr Frédéric Fanget.

Surmontez vos peurs. Vaincre le trouble panique et l'agoraphobie.
Dr Jean-Luc Émery.

Mon enfant est triste. Comprendre et aider l'enfant déprimé.
Luis Vera.

« Peut mieux faire. » Remotiver son enfant à l'école.
Didier Pleux.

Revivre après un choc. Comment surmonter le traumatisme psychologique ?
Dr Aurore Sabouraud-Séguin.

Comment sortir de l'anorexie. Et retrouver le plaisir de vivre.
Dr Yves Simon, Dr François Nef.

La Dépression, comment en sortir.
Dr Christine Mirabel-Sarron.

Comment retrouver le sommeil par soi-même.
Dr Sylvie Royant-Parola.

L'Enfant surdoué. L'aider à grandir, l'aider à réussir.
Jeanne Siaud-Facchin.

Pas de panique au volant !
Dr Roger Zumbrunnen.

Comment arrêter de fumer ?
Dr Henri-Jean Aubin, Dr Patrick Dupont, Pr Gilbert Lagrue.

Maîtriser son trac.
Dr Laurent Chneiweiss, Dr Éric Tanneau.

Comment ne pas se gâcher la vie.
Dr Stéphanie Hahusseau.

Comment arrêter l'alcool ?
Pierluigi Graziani, Daniela Eraldi-Gackiere.

Soigner le stress et l'anxiété par soi-même.
Dr Dominique Servant.

Comment sortir de la boulimie. Et se réconcilier avec soi-même.
Dr François Nef, Dr Yves Simon.

La Timidité. Comment la surmonter.
Dr Gérard Macqueron, Stéphane Roy.

Sommaire

2 – DE QUEL TROUBLE SOUFFREZ-VOUS ?

3 – COMMENT VIVEZ-VOUS LA SITUATION ?

4 – QUELLE EST VOTRE HISTOIRE ?

5 – Faites votre bilan

6 – Comment faire face

7 – VOS EXERCICES SEUL OU À DEUX

8 – L'AIDE DES PROFESSIONNELS

Premiers conseils à l'usage du lecteur

Ouvrir un livre sur la sexualité, ce n'est pas ouvrir n'importe quel livre. De l'intérêt purement anecdotique à la recherche d'une solution, toute personne y trouvera ce qu'elle est venue chercher, à la seule condition qu'elle se mette dans une attitude de réceptivité, d'ouverture, de disponibilité.

La motivation est nécessaire, car changer va nécessiter du temps. Du temps pour lire, tester, mettre en pratique, modifier sa manière d'être, son regard sur soi-même, sur l'autre.

Ouvrir le livre est déjà en soi un acte thérapeutique, c'est déjà le début du changement.

Être réceptif et motivé

En ouvrant ce livre, mettez-vous dans une attitude de disponibilité et de réceptivité. Ne partez pas avec des *a priori* qui feraient de vous un(e) malade. Si vous ouvrez tous vos sens, vous trouverez sans doute une réponse. Il n'y a rien de magique, mais sûrement une explication simple à ce qui vous arrive.

Une fois passé le cap de l'explication (qui suffit à guérir 30 % des problèmes sexuels), le plus important sera de trouver une solution. Ne vous angoissez pas, ne dramatisez pas. La peur de l'échec, la crainte de ne pas réussir, l'obligation de performance ; expliquent très souvent le maintien du problème.

> **À retenir**
>
> Tout problème a une solution. Celle qui vous convient n'est peut-être pas celle que vous aviez imaginée. En tout cas, la solution se situe entre le « rien faire » et le « tout parfait ».

Clarifier le « discours » sexuel

Évidemment, ce livre n'est pas une panacée. Les idées développées et les solutions proposées ne sont peut-être que parcellaires, mais elles sont honnêtes, pratiques, utiles et efficaces. Comme ailleurs, ayez un jugement critique et constructif.

Lisez ce livre par étapes, seul ou à deux. Parlez-en ensemble, si vous le voulez. Expérimentez les conseils, faites les exercices. Vous pourrez ainsi sortir des idées caricaturales que nous avons tous en matière de sexualité. Si cela ne suffit pas, vous avez toujours la possibilité, si vous le désirez, d'aller consulter un spécialiste. Nous en reparlerons.

Les mots utilisés ici sont volontairement simples. C'est un parti pris face au jargon scientifique, médical ou psychologique qui a évidemment son utilité mais qui reste souvent hermétique s'il n'est pas expliqué.

Le jargon existe chez les spécialistes, le flou existe chez le thérapeute :

— Monsieur, vous avez un problème de dysfonction érectile.
— Cela veut dire que c'est fichu, docteur ?
— Non, c'est psychologique. C'est de l'impuissance.
— Ah bon, c'est donc dans la tête, je suis fou. J'aurais préféré une vraie maladie...

L'incompréhension existe aussi chez le patient lui-même où l'utilisation des mots entretient la confusion :

— Docteur, je suis frigide.
— Que se passe-t-il ?
— Justement, il ne se passe rien. J'ai envie dans ma tête, mais je n'ai pas envie physiquement. Je ne ressens rien. Par contre j'ai du plaisir... Mais je ne sais pas si j'ai un orgasme...

Prendre le temps de lire

Vous utiliserez ce livre à votre rythme. Parcourez-le comme vous le voudrez. L'apprentissage de la sexualité s'effectue tout au long de l'existence. Recherchez ce qui est bon pour vous, essayez toujours.

À retenir

Si la réponse ne vous convient pas aujourd'hui, elle peut vous convenir demain. Inversement, ce qui convient aujourd'hui peut ne plus convenir demain.

Prenez du plaisir.

La sexualité est un jeu, au sens noble du terme. S'il y a un obstacle à votre évolution sexuelle, c'est paradoxalement un bien, c'est que vous essayez d'aller de l'avant. Surtout, arrêtez d'imaginer que l'acte sexuel est une performance et une mécanique. Vous seul êtes capable de faire votre propre jugement. Vous seul construisez votre propre sexualité avec votre partenaire.

Donnez-vous du temps si vous voulez que le livre soit utile.

Ce n'est pas la peine de le lire d'une seule traite, si cela vous apporte plus de frustration que de satisfaction. Si vous le désirez, vous pouvez simplement lire le(s) chapitre(s) qui vous intéresse(nt).

Si ce livre n'est qu'une contrainte permanente, il y a trois hypothèses : ou le livre est mauvais (« que diable suis-je venu faire dans cette galère ! »), ou le problème sexuel est flagrant et vous faites ce qu'il faut pour ne pas le voir (« j'ai du travail »), ou vous « refilez le bébé » à votre partenaire (« c'est ton problème »).

Apprendre à communiquer avec l'autre

Chacun peut décider de choisir ce qu'il veut, comme il veut, avec qui il le veut. Cette liberté s'inscrit dans un cadre qui est celui de notre morale, de nos valeurs, de nos limites.

Pour se faire entendre, toutefois, il est préférable d'« exprimer » que d'« imprimer », d'extérioriser que d'intérioriser, de dire avec authenticité plutôt que de refouler. La communication dans un couple est la base de l'entente sexuelle.

Pour mieux vous entendre, vous pouvez utiliser les informations et appliquer les exercices contenus dans ce livre. Si cela ne suffit pas, vous pouvez, bien sûr, consulter un spécialiste. Ses compétences et sa neutralité bienveillante vous aideront à comprendre et à traiter votre problème.

Les sexologues américains Master et Johnson disaient que même les couples sans problèmes devraient, de temps en temps, se retrouver pour vérifier l'état de leur contrat. Cela ne signifie pas qu'une bonne communication évite à coup sûr une séparation, mais qu'un optimum d'échanges et de partage affectif permet de gérer au mieux le lien amoureux.

Il m'arrive fréquemment de proposer aux couples qui ont résolu leurs problèmes sexuels de se « donner rendez-vous », une fois par semaine par exemple, pour faire le point et répondre à deux questions : Qu'ai-je fait depuis la semaine passée pour mon couple ? Qu'ai-je perçu des efforts de l'autre depuis la semaine passée ?

RECOMMANDATIONS AU LECTEUR

1. Prenez le temps de lire.
2. Il n'y a pas d'urgence, même si vous avez l'impression que vos difficultés sexuelles sont responsables d'un grand nombre de soucis : la précipitation mène à l'échec.
3. Ignorez les tabous et les positions de principe.
4. Il y a une solution à votre problème.
5. La solution n'est pas d'aller voir ailleurs.
5. Essayez quelques exercices.
6. Essayez les conseils de bon sens.
7. Sachez qu'il n'y a pas de réponse magique ou de remède miracle.
8. Apprenez à vous faire confiance et à participer activement à la résolution des problèmes.

Les pannes sexuelles sont d'une grande banalité. Décider seul ou à deux de s'informer, de s'entraider ou de se faire aider est une force pour vous et pour votre couple. Une solution est au bout de votre cheminement. Elle n'est pas miraculeuse, elle viendra de vous. Vous êtes vous-même votre propre thérapeute.

RECOMMANDATIONS AU COUPLE

1. Trouvez un langage simple, compréhensible.
2. Écoutez-vous, encouragez-vous, soyez positifs.
3. N'allez pas imaginer que votre partenaire peut être neutre face au problème rencontré.
4. Donnez-vous un espace de paroles et d'échanges.
5. Soyez humbles dans vos objectifs.
6. Sachez que faire plaisir et se taire ne sont pas toujours des solutions positives.
7. Faites peu et bien plutôt que tout et mal.
8. Évitez les comparaisons : ce qui est bon pour vous ne l'est peut-être pas pour quelqu'un d'autre.

Chapitre premier

Nos fausses croyances sur la sexualité

Vivre la sexualité, vivre le corps, l'émotion, le fantasme nous emmène bien au-delà que le fait de parler du corps, de l'émotion, du fantasme. Communiquer nos désirs à l'autre nous emmène bien au-delà qu'exprimer nos attentes de l'autre. Notre conception de la sexualité « normale » n'existe que par rapport à une référence. Nous avons tous nos propres références qui se sont constituées à partir de notre éducation, de nos modèles parentaux, de nos expériences. À tout moment, nous existons en fonction de ces repères de vie qui deviennent nos croyances qu'elles soient positives ou négatives. Tout acte se réfère à un système de croyances auquel évidemment nous croyons « dur comme fer ». Plus l'absence d'autocritique, ou de souplesse face à ces croyances est flagrante, plus le risque d'essuyer des échecs est élevé.

Qu'est-ce que la normalité ?

Vous avez sans doute déjà pris conscience que ce qui était normal pour vous pouvait ne pas l'être pour l'autre, et inversement. Difficile également d'admettre (cela peut aller jusqu'à provoquer une crise) que ce qui nous paraît évident puisse ne pas l'être pour l'autre. L'autre pensant, évidemment, la même chose, le couple met en place une pseudo-communication qu'on peut résumer ainsi : « J'ai raison, mes croyances sur la sexualité sont normales, il faut que tu changes », le but non exprimé étant de créer une « pensée sexuelle officielle », « un conjoint cloné à ma sexualité ». Sur ce sujet, les hommes et les femmes rivalisent d'ingéniosité pour faire comprendre à l'autre qu'il ne comprend rien, qu'il le fait exprès, qu'un(e) autre se débrouillerait forcément mieux...

Ainsi chacun a sa vision personnelle de ce qu'il considère comme la fréquence « normale » de rapports sexuels par semaine ou par mois. En ce domaine, les statistiques sont sans valeur : les problèmes y sont sous-évalués et les performances amplifiées. Chacun a aussi sa définition personnelle de ce qu'il considère comme un rapport sexuel « normal », en fonction des positions utilisées, des types de caresses, des différentes formes d'expression de la sexualité.

Le même critère vaut pour le choix du conjoint : quel est le choix « normal » ? Tout simplement celui qui est le meilleur pour moi ou le moins pire, le moins mauvais en toute humilité, en fonction des forces et des fragilités de chacun, « normalement ».

Le choix de son partenaire ne relève pas du hasard, contrairement à ce que nous pourrions croire. Des critères de sélection inconscients font que l'on va plutôt vers telle ou telle personne, compte tenu de son histoire, de ses besoins, de ses manques, de ses attentes, etc.

— Est-ce normal, docteur, de n'avoir de rapport sexuel que toutes les trois semaines ?

— Pourquoi pas, si vous êtes d'accord tous les deux si votre couple est fondé sur d'autres valeurs ? C'est un problème, en revanche, si l'un de vous le vit mal. Mais attention : cela ne signifie pas que vous êtes « anormal » vis-à-vis de vous-même. Cela veut simplement dire

que votre couple doit trouver un compromis. Ce compromis ne se situera pas uniquement dans une augmentation acceptable de la fréquence des rapports, mais aussi dans une amélioration des rencontres amoureuses et sexuelles entre vous.

> **En résumé**
>
> Il n'y a pas de sexualité « normale », d'actes sexuels uniques et clonés. Il y a une sexualité satisfaisante pour chacun, respectueuse de l'autre et épanouissante pour le couple.

Masculin-féminin : la différence des sexes

Par-delà la mécanique sexuelle et en étroite collaboration avec notre organisme « pensant », tout un contexte de fantasmes, de rêveries, et surtout d'attentes se mêlent à notre histoire. Cette histoire, héritage souvent transgénérationnel, inclut nos envies, nos peurs, nos frustrations, nos interdits. Tout cela fait le lit de nos croyances humaines (religieuses ou non) et les cautionne. La valeur que chacun va donner à sa sexualité et aux comportements qui en découlent sera fonction de ces croyances. Celles-ci, bien que personnelles, se retrouvent d'abord dans la différence des sexes.

L'homme et l'efficacité

Au cœur des croyances masculines concernant la sexualité, on trouve les notions d'efficacité et de résultat à tout prix. Nous sommes dans la compétition, la réussite : il est difficile pour un homme d'imaginer entamer un jeu sexuel (câlins, caresses) sans aller jusqu'au bout (la pénétration) ; en revanche, il pourrait tout à fait bien se passer de cadre et faire abstraction de l'environnement. Je dis souvent, de manière un peu caricaturale, il est vrai, qu'« un homme peut perdre son travail à 18 heures, perdre sa mère à 20 heures et faire l'amour à 23 heures ».

Ce qui compte, c'est la performance et la norme quantitative. Tout se mesure ou se calcule : la longueur ou le diamètre du sexe ; le moment de l'éjaculation ; le nombre de décibels avec lesquels la femme exprime son plaisir ; la fréquence des rapports sexuels, etc. C'est un peu caricatural, mais qu'est-ce que cela fait du bien à l'homme ! C'est plus difficile d'être un homme « amant » que d'être un homme uniquement « performant ». Faisons un test et calculons le temps qui s'écoule entre le début des premiers contacts corporels et la première caresse sexuelle, il ne dépasse pas quelques minutes et encore... cela montre que l'intérêt masculin se focalise sur les zones sexuelles et très secondairement sur le reste du corps. Certains trouveront à redire, ce ne seront que des exceptions qui confirment la règle.

L'obligation de résultat et l'importance des normes quantitatives expliquent que les problèmes sexuels masculins les plus fréquents soient eux-mêmes quantifiables : il s'agit le plus souvent de troubles de l'érection ou de troubles de l'éjaculation.

La femme et le contexte

En caricaturant, on peut dire que, pour la femme, c'est exactement le contraire.

Ce qui compte d'abord, c'est l'ambiance, le climat, les mots, les gestes, le temps qui s'écoule, les caresses, la douceur. Le résultat sexuel est secondaire : s'il arrive, tant mieux ; sinon, ce n'est pas forcément très grave pour peu qu'elle se sente respectée dans le jeu amoureux. Une femme peut avoir besoin de se faire désirer dès le matin, par des mots d'amour, des gestes tendres, des attentions particulières sans qu'ils soient « sexuels, collants et appuyés ». Une femme peut avoir besoin de passer une soirée en amoureux sans que cela soit sexuellement « téléphoné ». Cela ne veut évidemment pas dire que le sexe n'a pas de place pour la femme, au contraire, le sexe prend toute sa place dans ce contexte, la femme peut alors « se lâcher », elle devient alors plus « sexuelle » et imaginative que l'homme pourvu qu'elle se sente en confiance et en sécurité amoureuse.

D'autre part, il y a un clivage important des rôles chez la femme, entre le rôle de mère et le rôle de femme à proprement parler. Être une mère n'est pas être une femme, c'est une évidence que de dire que l'amour d'une mère n'a rien à voir avec l'amour d'une femme ; l'un est destiné à l'enfant, l'autre à l'adulte. Or dans les couples il y a souvent confusion des rôles et construction d'une « attente conjugale » idéalisée, inatteignable par le conjoint, n'aidant pas à l'épanouissement sexuel. Une femme « maternante » va attendre de son mari qu'il soit proche de ses enfants avant d'exprimer tout désir sexuel. Un homme « enfant » attend de sa femme qu'elle le privilégie par rapport aux enfants dont il est jaloux. Un homme « paternant » attend de sa femme qu'elle reste une femme passive et qu'elle n'ait pas trop de demandes propres qu'il ne pourrait assumer. Une femme « enfant » attend de son partenaire qu'il soit capable de lui apprendre la sexualité, et d'être performant sur les résultats qu'elle imagine être son dû. Les attentes sont alors très différentes et source de conflits par incompréhension.

Lorsqu'il y a blocage, les problèmes sont pour la femme, moins mécanicistes, plus subjectifs et contextuels : il s'agit le plus souvent de troubles du désir ou de troubles du plaisir.

EN RÉSUMÉ

Chez l'homme
— Le cycle sexuel (excitation, érection, éjaculation) est spontanément rapide.
— Le contrôle des réactions est un acte volontaire ; il s'apprend.
— Le climat, l'ambiance, l'environnement sont souvent secondaires.
— Le résultat est essentiel et directement proportionnel à l'efficacité de la mécanique sexuelle.

Chez la femme
— Le cycle sexuel (excitation, lubrification, orgasme) est spontanément lent et progressif.
— Le laisser-aller et la perte de contrôle sont à la base de l'excitation et de l'orgasme féminin. Tout parasitage est susceptible de bloquer ce lâcher-prise.
— Le climat affectif est primordial alors que le résultat sexuel peut être secondaire.

L'homme aurait donc à apprendre à se contrôler, à gérer son excitation alors que la femme aurait à expérimenter le lâcher-prise.

À retenir

— Le moteur du désir peut être l'harmonie, la complicité mais aussi le manque, l'absence, la distance.
— Les moteurs de l'excitation sont les images mentales, les émotions corporelles, la relation avec l'autre.
— Le moteur de la mécanique sexuelle (érection ou lubrification) est l'excitation psychique et physique.
— Le moteur de l'orgasme est le lâcher-prise, la perte de contrôle, l'acceptation du risque.

De la nature à la culture

En matière de sexualité, il n'y a pas de règles universelles, de lois immuables ; il y a des différences, des variations, des oppositions qui enrichissent le comportement sexuel de chacun. Plus je vais m'enfermer dans une attitude rigide et des principes normatifs (« c'est comme ça... »), plus je risque de figer ma sexualité et me bloquer.

Nous établissons fréquemment une distinction très nette entre sexualité animale et sexualité humaine. La première serait instinctive, naturelle, commandée par la biologie et les mécanismes neurohormonaux ; la seconde réfléchie, apprise, liée aux fonctions affectives et intellectuelles.

Effectivement, chez l'animal, les manifestations sexuelles apparaissent au moment où un équilibre hormonal est atteint (période de reproduction) et dans un but de survie de l'espèce. Chez l'homme, en revanche, la pensée, l'imaginaire, la capacité d'anticipation, font de la sexualité un territoire de jeu, et la recherche de plaisir est, de surcroît, grâce à la contraception, affranchie du risque de fécondation.

Mais il arrive que l'utilisation de la contraception tue le désir là où la frustration et la peur du risque constituaient des facteurs de stimulation. Il arrive aussi que certaines femmes n'éprouvent de désir qu'au moment de l'ovulation, tant qu'elles n'ont pas fait leur « plein » d'enfants ; une fois cette satisfaction remplie, une fois qu'elles sont devenues mères, leur envie sexuelle peut disparaître pour longtemps. D'autres encore interrompront leur sexualité au moment de la ménopause, non pas seulement en raison d'une baisse hormonale, mais parce que la suppression de la sexualité-fécondation laisse désormais le choix entre ne rien faire et développer la sexualité-plaisir (et il va falloir se l'autoriser le plaisir !).

En consultation, j'entends aussi souvent dire que « la sexualité devrait marcher dès la première fois et systématiquement ». C'est, là encore, en grande partie faux : même s'il nous reste une certaine dépendance aux hormones et au cycle sexuel, la sexualité humaine est un long apprentissage : contrôler son excitation, faire apparaître le désir, se laisser aller à l'orgasme, c'est tout un art. Si l'acte purement sexuel, la pénétration, est naturel, le jeu amoureux et érotique s'apprend, s'acquiert et se cultive, il dépend du respect de soi et de l'autre.

Pour cela, bien sûr, il faut du respect et de la confiance. Attention, les mots sont parfois pires que les actes, et l'« intentionnalité » mise dans la rencontre est essentielle. Pensons-y : nous pouvons être « libérés » sexuellement tout en étant respectueux de l'autre ; nous pouvons aussi avoir une sexualité « bestiale » ou irrespectueuse de l'autre tout en ayant des idées très traditionnelles.

Tabou, permissivité, et épanouissement

La sexualité se trouve prise entre deux discours et deux attitudes extrêmes, le trop de contraintes ou le tout-plaisir : d'un côté, la bestialité, la saleté, l'interdit, la peur, la faute, la culpabilité et, de l'autre, l'excès, le plaisir immédiat, le tout-possible, sans recul et, parfois, sans respect de l'autre ou même de soi.

Au milieu, il y aurait la sexualité « correcte » ou, en tout cas, la sexualité statistiquement « normale ». La majorité des personnes interrogées répondent que tout est normal dans leur sexualité. Pourtant, nous savons tous que les réponses données lors des sondages dépendent de la formulation des questions, de la personne qui pose les questions ou encore du contexte de vie dans lequel se trouve être la personne interrogée… Par peur d'être anormal, nous répondons toujours plus positivement qu'il n'en est réellement.

Par rapport à la sexualité animale, naturelle et limitée, la sexualité humaine est plus riche, plus complexe, plus libre aussi :

— *On peut choisir d'adhérer au discours traditionnel* où l'acte sexuel a une finalité précise : les enfants, la famille. On se rapproche alors du modèle biologique, ce qui n'empêche évidemment pas les sentiments amoureux.

— *On peut se lancer dans une quête toujours insatisfaite d'un plaisir toujours plus intense* : c'est le risque que prennent tous ceux qui recherchent en permanence des sensations fortes, des expériences nouvelles, un au-delà de la loi, une transgression des limites, amenant parfois une certaine souffrance.

— *On peut décider de partir à la découverte du « laisser-aller » à deux,* dans le respect du désir de chacun et de l'écoute de l'autre.

L'épanouissement sexuel se situera entre le « trop » de contraintes et le « pas assez » de cadre. Chacun de nous apprend et cultive sa sexualité tout au long de sa vie. À tout moment « je peux avoir besoin de repères, ce sera toujours à moi de m'occuper de moi de me demander ce que je veux plutôt que de croire que le partenaire devrait tout savoir, ou de plaquer des normes toutes faites qui ne me correspondent pas.

Je rappelle souvent à mes patients que, lorsque la norme, la mécanique ou le résultat à tout prix passe au premier plan, le corps « se venge », les pannes sexuelles apparaissent, le sexe se met « en grève ».

Passé et présent

Nous avons tous hérité d'une histoire, celle de notre enfance et de notre adolescence, avec ses « trous » et ses « bosses ». Cette histoire est faite de ce que nos parents nous ont « appris » et « légué », consciemment ou non, avec plus ou moins de bonheur. Nos parents ont eux-mêmes appris de leurs parents. Leurs références deviennent nos références, nous vivons tous dans un bain transgénérationnel.

Cet héritage familial et culturel façonne des comportements et des croyances qui peuvent jouer un rôle dans l'apparition et le maintien de certains problèmes sexuels.

Marie-Christine a débuté sa sexualité avec son futur mari vers l'âge de 23 ans, en se disant que le premier rapport sexuel serait forcément douloureux et sale. Elle reprenait ainsi, sans aucune distance, le discours et la croyance de sa mère concernant les hommes : « Ils ne pensent qu'à ça ! C'est douloureux, tu verras, tu saigneras ! »

Le passage du passé au présent, qu'il soit sage ou non, est une affaire de temps, mais il est nécessaire à l'épanouissement personnel, il permet d'exister en tant qu'individu, de passer du « il ne faut pas », « cela ne se fait pas », « ce n'est pas bien », à un discours plus autonome « je peux, si je le veux » ; « si j'en ai envie, j'essaie, mais je peux aussi ne pas le faire, j'ai le choix... ».

Pierrette se bloquait à chaque tentative de rapport sexuel. Dès qu'elle sentait l'excitation monter, elle voyait l'image de sa mère apparaître, image d'interdit qui empêchait tout plaisir. Laisser sa mère dans sa tête et, donc, dans la chambre, c'était une façon de rester la jeune fille qui « fait des bêtises ». Faire sortir sa mère de sa tête et, donc, de sa chambre, c'était devenir une femme, capable de mener sa vie sexuelle.

À retenir

Discuter de ses croyances permet déjà d'assouplir ses positions, d'imaginer d'autres solutions, d'évoluer, de changer ; c'est aussi s'autoriser à élargir son potentiel dans le respect de soi.

Pensée et émotion

J'entends souvent dire que « tout est dans la tête » ou que « rien ne vaut ce qui se passe en dessous de la ceinture ». En fait l'imaginaire et la réalité sont nécessaires à l'épanouissement sexuel.

Dans notre imaginaire s'inscrivent des images, des scénarios, des histoires qui nous semblent souvent perverses, anormales, excessives : c'est un véritable défouloir que notre esprit moral juge parfois sévèrement (« ce n'est pas bien de penser ça, c'est mal, c'est sale... »).

En fait, notre imaginaire érotique peut être plus ou moins doux ou provocant, « soft » ou « hard ». C'est une sorte de film, parfois « interdit aux moins de 16 ans », qui déclenche le désir si je l'accepte, qui conduit au blocage du désir si je le refuse par culpabilité. Notre imagination nous permet d'en modifier le scénario à notre guise, selon nos envies : je m'y engage ou pas ; je réaménage le contexte et j'y ajoute des personnages ; je change la fin, etc.

Concrètement, la réalité se vit comme un subtil mélange, plus ou moins assumé, plus ou moins combattu, entre ces deux entités : la morale, qui vient de notre histoire, qui nous dicte des principes, des lois, des interdits, qui nous donne un cadre ; les pulsions, qui correspondent au lâcher prise total de nos fantasmes et avec lesquelles nous devons composer si nous ne voulons pas vivre dans un monde de reproches, de culpabilité, de souffrances.

Thierry pensait que ce qu'il voyait dans les films pornographiques correspondait à la sexualité « normale ». Il n'imaginait pas que sa partenaire puisse avoir une autre conception ou d'autres attentes.

Claudine refusait le plaisir depuis qu'elle avait pris conscience de ses fantasmes homosexuels, source d'excitation pendant ses rapports sexuels avec son mari. À aucun moment, elle n'avait le désir de mettre en pratique ses fantasmes homosexuels (qui ne faisaient pas d'elle une homosexuelle). La compréhension du rôle des fantasmes lui a permis de déculpabiliser et de régler son problème d'anorgasmie.

À retenir

Le fantasme, scénario souvent sans limites, parfois pervers, ne doit pas en principe se vivre dans la réalité, car il perd de son pouvoir d'excitation. Au contraire la fantaisie est une forme « édulcorée », légère, douce, du fantasme. Elle est souvent partagée avec le partenaire. C'est un scénario « piment », vécu et accepté dans le couple.

Le temps et la durée

Le temps et la durée jouent un rôle essentiel dans le développement de la relation sexuelle.

L'immédiat : excitation ou peur ?

Il y a dans la réaction sexuelle immédiate l'expression d'une envie sans retenue pour une jouissance de l'instant. Quoi qu'on fasse, c'est bon à prendre. Même s'il y a des problèmes sexuels, ils sont secondaires ; on ne s'y fixe pas, puisque tout est passionnant et éphémère.

Souvent, un couple va devoir choisir, après cette période de fougue et de passion, entre en rester là ou poursuivre et s'inscrire dans le temps. Cela modifie forcément la sexualité. Celle-ci ne sera plus aussi folle ; elle devra être apprise, cultivée sur le long terme.

C'est là, après la période de passion, que la réalité des sentiments et des carences sexuelles se fait jour, et c'est normal. Souvent, je dis à mes patients que, lors de la période de passion amoureuse, tout est extraordinaire ; même si la sexualité présente des problèmes, ceux-ci sont noyés dans le merveilleux de la passion, tout est formidable. La confusion amoureuse est telle que rien ne pose problème, sauf les autres qui sont vus comme des intrus qui ne comprennent rien « à l'amour ». Lorsqu'on retombe sur terre, la réalité fait le tri, et le facteur « durée » sélectionne les couples qui se maintiendront.

La durée : confiance ou ennui ?

Je reçois régulièrement en consultation des hommes et des femmes qui ne sont attirés que par l'intensité d'une relation sans suite, forte et puissante. Dès que l'intensité baisse, on se quitte et on cherche une autre passion : la durée tue le désir. D'autres, en revanche, ne peuvent se « libérer » qu'à condition de vivre en toute confiance une relation stable et durable : l'aventure immédiate est trop paniquante, la passion trop violente ; seul l'apprentissage progressif leur permet de lâcher prise sexuellement. Au fur et à mesure que le temps passe se pose alors le problème du maintien du désir.

Un couple qui se connaît depuis plusieurs années n'est plus dans la passion, dans les émotions fortes qui échappent au contrôle. Pour permettre le maintien du désir et éviter de tomber dans le pur hygiénisme sexuel, il faut paradoxalement apprendre à utiliser tout ce qui peut s'opposer à la répétition monotone des actes et des comportements quotidiens.

Le temps passé ensemble, chaque jour, permet de comprendre les besoins différents des couples. Certains vivent bien parce qu'ils se voient peu : la routine, chez eux, entraîne le conflit. D'autres, au contraire, ont besoin de vivre tout en commun, jour après jour, en toute sécurité, pour être heureux. D'autres, encore, divorcent au moment de la retraite, quand ils se retrouvent l'un avec l'autre, vingt-quatre heures sur vingt-quatre, sans vie personnelle (avant, quand ils travaillaient, ils ne se voyaient que deux à trois heures le soir, ils avaient des choses à se dire, à partager).

Créer une distance dans la journée, se donner une certaine autonomie, se retrouver pour échanger des émotions personnelles : tout cela permet généralement de mieux s'en sortir, dans la durée.

À retenir

Un couple installé doit cultiver sa sexualité et son affectivité pour ne pas sombrer dans la monotonie et risquer l'endormissement sexuel.

Les sens et le sexe

La sexualité humaine ne se réduit pas à la pénétration et à l'utilisation des zones sexuelles. Elle intègre la totalité du corps et de l'imaginaire dans l'expérience amoureuse.

Les sens, avec ou sans sexe

Très souvent, la rencontre entre deux êtres débute par une recherche sensorielle. Puis, progressivement ou, parfois, trop rapidement, la sexualité du couple se focalise sur la genitalité, au détriment de la sensualité.

En consultation, l'une des grandes causes psychologiques d'inhibition du désir est liée à cette focalisation sur les zones génitales et au désinvestissement du corps dans sa globalité. Au fur et à mesure que le couple avance dans le temps, les caresses, les baisers, les mots se perdent. Il y a oubli des sens et précipitation sur les zones sexuelles primaires (verge, vulve, vagin, seins).

Fréquente chez l'homme, cette évolution vers la sexualité génitale est à mettre en relation avec la primauté de la performance dans la sexualité masculine[1]. Pour privilégier le corps, les sens plutôt que le sexe, le « tout » plutôt que les « parties », il faut cesser de croire que le but à atteindre à tout prix est la « sacro-sainte pénétration ».

Une femme passe par la sensualité avant de poursuivre vers la sexualité. Parfois même, elle sera apaisée sans aller jusqu'à l'étape génitale, sexuelle. Je n'en dirai pas autant des hommes qui ont plus de mal à caresser sans aller plus loin.

---

1 Wright J., *La Survie du couple : une approche simple, pratique et complète*, Montréal, La Presse, 1985.

René et Jocelyne se disputent sans cesse depuis que Jocelyne n'a plus envie et n'éprouve plus de plaisir.
René : — Si tu venais vers moi, je serais plus doux, plus tendre.
Jocelyne : — Si tu étais plus tendre dans la vie de tous les jours, je ne serais pas bloquée comme ça. Je ne viens plus vers toi parce que je sais que tu vas aller jusqu'au bout. Et moi, parfois, je ne veux que des caresses.
René : — C'est normal : tu ne me donnes rien. Alors, quand tu acceptes un peu, j'en profite.

L'importance des sens

Tous les sens ont une place dans le désir sexuel.

Nous connaissons le rôle de la vision dans l'approche érotique d'un partenaire : on se regarde les yeux dans les yeux, on voit ce qui nous attire, on est vu et capté en attirant l'attention. Toutes sortes de stratégies sont utilisées pour éveiller ce sens. Il en va de même du toucher, prolongement du regard, approche personnalisée du corps à corps. Entre les yeux et la peau, il y a l'oreille : ce que j'entends, les sons, les mots, les mélodies porteuses d'histoires et de sensations. C'est l'organe de la communication avec la vision et le toucher. Ces trois sens de base font partie intégrante de la communication sensorielle qui deviendra sensuelle si les partenaires le décident.

Outre le goût, dont on se rappelle le plus souvent l'existence parce qu'il nous agresse (goût de la peau dans la salive), il y a un autre sens très important : l'olfaction. C'est le plus ancien de nos cinq sens, le plus important du monde animal et le plus marginal chez l'homme. Et pourtant, il est aujourd'hui prouvé que nous avons deux nez : un « nez pensant » chargé de la perception consciente des odeurs et un « nez sexuel » capable de sentir les phéromones, les substances sécrétées à l'extérieur du corps, responsables en partie de l'attraction sexuelle…

Les sens qui tuent ou qui exaltent l'amour

Sur le plan sexuel, chaque sens peut avoir un effet incitatif ou dissuasif. Cette différence et cette spécificité sont inscrites dans notre histoire, comme des empreintes mémorisées. Quand je regarde, quand j'entends ou quand je touche, il n'y a pas que le sens sollicité de l'instant qui parle, c'est toute l'histoire de ce sens qui s'exprime.

En consultation, je suis frappé par l'importance des sens dans le blocage sexuel. Vrai problème ou prétexte ? Cela dépend évidemment des cas. Il n'empêche : entendre le lit qui « couine » ou caresser une peau moite n'est pas toujours du meilleur effet. Quoique, pour certains… *A contrario*, sentir sur l'autre le parfum que l'on aime ou entendre certains mots d'amour peut être du plus bel effet, mais à chacun ses goûts.

> **À retenir**
>
> On dit souvent, et à juste titre, que l'homme serait sexuel avant d'être sensuel : on ne lui a pas appris à caresser, et, en plus, cela fait « féminin »… Au contraire, la femme serait plus sensuelle que sexuelle. Certains iraient même jusqu'à penser qu'une femme qui aurait « trop » de désir sexuel serait « malsaine » !

Des mots aux maux

On peut parler de problème sexuel dès que quelque chose dans notre sexualité nous inquiète, nous complexe ou nous fait souffrir. C'est l'importance de la gêne occasionnée, en intensité ou en durée, qui doit alerter et faire réagir. Sachez, toutefois, que la souffrance est personnelle, spécifique à chacun. Elle ne peut être comparée à la souffrance d'autrui et elle n'est pas toujours comprise par le conjoint.

Jérôme, 28 ans, depuis une première panne sexuelle survenue deux ans après son mariage, ressent, au cours des préliminaires et à chaque demande de sa femme, une tension dans l'abdomen, une crispation à l'estomac, des sueurs, des sudations, une accélération du rythme cardiaque. « Je deviens fou, je ne peux plus supporter ça. J'y pense tout le temps, dès que je rentre du travail. » Il déclenche une véritable peur panique pendant les rapports sexuels et une anxiété anticipatoire dans la journée.

Annie, 24 ans, se plaint de contracture vaginale entraînant une douleur à la pénétration. Elle appréhende tellement les tentatives de rapport sexuel qu'elle serre les cuisses, les fesses, le bas-ventre jusqu'à la douleur. Le simple fait de voir arriver son mari déclenche ses troubles. « La verge, dit-elle, est devenue un objet horrible, énorme. C'est comme si je ne voyais plus qu'un sexe disproportionné en voyant mon mari. »

Pierre, 36 ans, n'a connu de partenaires féminines que très tard. La sexualité ne l'intéresse pas trop. Il vient consulter, poussé par son amie qui semble également peu portée sur le sexe. Ce qu'elle veut, c'est un enfant. Pierre a-t-il un problème ? Pour lui, pas du tout ; pour sa femme, sûrement !

Bernadette, 25 ans, ne supporte pas que son mari fasse l'amour en cinq minutes. Elle lui en veut de ne pas comprendre qu'elle aimerait plus de câlins, de tendresse, de paroles. Le seul problème, c'est qu'elle attend qu'il devine. Qui a le problème ? Celui qui se précipite ou celle qui ne dit rien ?

Luc, 38 ans, met en avant le peu d'intérêt de sa femme pour la sexualité. Si leur vie sexuelle était plus satisfaisante, il serait plus gentil avec elle. Sa femme répond que, s'il était plus atten-

tionné dans la vie quotidienne, s'il participait davantage aux tâches matérielles et à l'éducation des enfants, elle aurait plus de désir. Qui a le problème ? Celui qui voit le sexe comme une solution ou celle qui attend un quotidien parfait pour avoir des rapports sexuels ?

Virginie, 26 ans, consulte car son mari estime qu'elle n'a pas de plaisir.
— Est-ce que cela va bien pour vous ?
— Oui, c'est parfait, docteur, j'ai du plaisir, cela me convient, c'est super…
— Quelle différence faites-vous entre plaisir et orgasme ?
— Je ne sais pas, je fais avec, mais je suis bien comme cela.
Pour Virginie, il n'y a donc pas de problème. C'est son mari qui voudrait l'entendre crier, la voir bouger. Cela signifierait pour lui qu'elle a eu un orgasme. Qui a le problème ?

Un trouble sexuel est un problème s'il nous fait souffrir, s'il envahit nos pensées, au point de nous faire perdre notre capacité à réfléchir, à prendre de la distance, s'il parasite notre vie quotidienne, notre vie de couple, s'il entraîne différents maux physiques ou psychologiques.

Pannes « normales » et vrais troubles

Les pannes « normales »

Dans certaines conditions particulières – état dépressif, fatigue consécutive à une intervention chirurgicale, traitement médicamenteux –, il est normal d'avoir des pannes sexuelles. C'est le contraire qui serait étonnant : avoir des réactions sexuelles normales alors que le contexte empêche toute sexualité !

Les réactions faussement « anormales »

Il arrive qu'on appelle « problème » une réaction sexuelle « normale » mais qui ne correspond pas à « ma » norme.

— Docteur, je n'ai que deux rapports sexuels par semaine. Est-ce un problème ?

— En quoi est-ce un problème de n'avoir que deux rapports sexuels ? À partir de quel critère, selon vous, n'y aurait-il plus de problème ? Avez-vous demandé à votre femme (votre mari) si ses critères étaient les mêmes ?

Les fausses pannes

Il s'agit, en réalité, de réactions normales et sans conséquence : perte de l'érection à la fin du rapport sexuel ; survenue plus lente de l'érection avec l'âge ; assèchement des parois vaginales chez la femme ménopausée, etc. Un homme d'une soixantaine d'années qui veut répéter des rapports sexuels le même jour peut avoir des difficultés à retrouver une deuxième érection rapidement sans que cela soit une anomalie.

À partir du moment où nous pouvons considérer la sexualité comme un rapprochement sensuel, érotique, qui va au-delà de la mécanique et de la production de résultats, nous pouvons aussi comprendre que la réaction sexuelle de l'homme et de la femme varie au cours de la rencontre sexuelle et de la relation amoureuse.

Du début à la fin du rapport sexuel, les réactions sexuelles se modifient. Il y a des variations tout à fait normales concernant tant *la qualité et la tonicité de l'érection* que *l'élasticité, la lubrification et la tonicité du vagin.*

Il est normal de constater des baisses d'érection ou de lubrification au cours des rapports sexuels puisque ces phénomènes sont fonction de mon excitation et que celle-ci fluctue en fonction de ce que je fais, pense ou ressens pendant le rapport sexuel.

Alors, par pitié, ne jouons pas à la dictature de la réussite, c'est le meilleur moyen de faire apparaître, de créer des problèmes là où il n'y en avait pas.

Les mots pour le dire

Devant un problème sexuel, on peut parler de panne, de trouble ou de « dysfonction ».

— *La « panne »* : le problème se présente sur une courte durée avec résolution spontanée.

— *Le « trouble »* : le délai est plus long et l'origine du problème est plus ancienne.

— *La « dysfonction sexuelle »* : terme générique pour désigner l'existence d'un problème. Parmi les dysfonctions sexuelles, figurent par exemple l'absence d'érection (anérection), l'absence d'éjaculation (anéjaculation) et l'absence d'orgasme (anorgasmie).

Tout cela est évidemment une question de mots. Ce qui est important, c'est ce que nous allons mettre derrière ce mot et, notamment, l'angoisse de la répétition du trouble.

— *Docteur, j'ai une panne sexuelle. Cela commence vraiment à durer…*

— *Depuis combien de temps dure cette panne ?*

— *Depuis quinze jours…*

Derrière l'urgence, il y a très souvent le besoin de revenir à une norme par peur de la chronicité. La panne devient alors un problème, et le problème une maladie.

Nous pouvons réellement faire une maladie d'une panne ou d'un trouble qui pouvait se résoudre spontanément, ou avec des conseils de bon sens, ou par une aide extérieure.

En outre, certains mots sont porteurs d'angoisse, et nous avons tendance à les « coller » un peu trop rapidement aux problèmes que nous rencontrons. C'est le cas, notamment, de l'impuissance (masculine) et de la frigidité (féminine), qui semblent, à elles deux, résumer tous les troubles sexuels possibles ! Or ces deux termes ont une connotation péjorative, douloureuse, et ils sont pour beaucoup synonymes de tare incurable. « Je suis frigide… Je suis impuissant… »

> **À retenir**
>
> Il faut veiller à ne pas invoquer la maladie en cas de « faux » problèmes ou quand quelque chose ne va pas dans votre sens ou n'entre pas dans votre cadre. Vous risqueriez de transformer une petite défaillance en pathologie.
> Il n'y a pas de réaction sexuelle statique par laquelle il faudrait « normalement » passer et qui définirait la « bonne » sexualité. La réaction sexuelle est dynamique et fluctuante.

Cause ou conséquence ?

Une panne sexuelle a un caractère aigu et peut se résoudre par elle-même. Un trouble sexuel, en revanche, peut évoluer, et le symptôme qui alerte peut n'être que l'aboutissement d'un long processus.

Plus un problème « traîne en longueur », plus il se répète, et plus il s'inscrit dans le parcours d'un individu et d'un couple. Un trouble qui dure depuis plusieurs mois va infiltrer, envahir la vie d'une personne et faire apparaître d'autres problèmes.

Le problème est passé ou présent

Il existe une continuité entre un trouble partiel et total, circonstanciel ou permanent, ancien ou récent. Ainsi :

— Un trouble partiel de l'érection avec érection semi-molle ou semi-rigide peut évoluer vers une absence d'érection totale (anérection).

— Une inhibition du désir survenant dans certaines circonstances particulières (selon la situation et le partenaire) peut évoluer vers un dégoût sexuel permanent (aversion sexuelle).

— Une diminution ou une absence de réaction d'excitation (anesthésie du corps) peut entraîner des douleurs au moment des contacts sexuels (dyspareunie) puis évoluer vers une absence de plaisir (anorgasmie) ou de désir.

— Une douleur génitale masculine peut entraîner une éjaculation rapide ou retardée et évoluer vers une absence d'érection, puis vers une absence de désir.

— Une douleur génitale chez la femme peut conduire à un véritable spasme musculaire entraînant une impossibilité de pénétration (vaginisme réactionnel).

— Une éjaculation rapide survenant pendant la pénétration peut évoluer vers une éjaculation rapide survenant même avant la pénétration (dite *ante portas*).

— Une éjaculation retardée peut évoluer vers une absence d'éjaculation (anéjaculation), de même qu'un retard à l'orgasme (quelles que soient les sources de stimulation) peut évoluer vers une absence totale d'orgasme.

Il m'arrive souvent, en consultation, de recevoir des hommes et des femmes dont le problème apparent n'est en fait que la conséquence chronique d'un problème plus ancien, ayant évolué pendant des mois ou des années. C'est pourquoi il est si important de connaître son histoire sexuelle si l'on veut vraiment décrypter ce que cache parfois la plainte actuelle[1].

Le problème évolue avec le temps

L'évolution d'un trouble sexuel peut aussi conduire à la présence simultanée de plusieurs troubles qui se sont enchaînés les uns aux autres au fil du temps. L'important est alors de pouvoir retrouver le cheminement exact qu'a suivi le problème, parfois depuis plusieurs années.

Voici deux exemples d'enchaînement qui aboutissent pourtant aux mêmes inquiétudes.

➤ Scénario n° 1

Une mauvaise entente conjugale a entraîné chez vous une baisse du désir sexuel (je n'ai pas envie d'avoir du désir parce que nous nous sommes disputés hier). Cette baisse du désir a entraîné une sécheresse vaginale et des douleurs à la pénétration lors des rapports suivants (vous avez voulu faire plaisir ou faire un effort). Au total, vous constatez chez vous un manque réel de plaisir…

➤ Scénario n° 2

Malgré une bonne entente conjugale, il y a eu précipitation sexuelle, soit par attirance « fougueuse », soit sous l'effet de la routine. Du coup, des douleurs sont apparues au moment de la pénétration, et vous appréhendez les prochains rapports sexuels. Le temps passant, vous finissez même par éviter tout rapport sexuel par appréhension de l'échec et de la douleur.

1 Nous y reviendrons plus loin page 116.

D'où votre baisse de désir, le manque de plaisir et la tension qui s'est installée depuis peu dans votre couple.

CE QUI VOUS PRÉOCCUPE

Baisse de désir
Douleur à la pénétration
Absence de plaisir
Difficultés conjugales

Scénario 1	**Scénario 2**
Mauvaise entente conjugale ↓ Baisse du désir sexuel par rejet, ras le bol des disputes ↓ Rapports sexuels pour faire un effort, pour faire plaisir ↓ Sécheresse vaginale ↓ Douleur à la pénétration ↓ Anorgasmie ↓ Tensions conjugales	Bonne entente conjugale ↓ Précipitation des rapports sexuels par fougue amoureuse ou routine conjugale ↓ Douleur à la pénétration ↓ Anorgasmie ↓ Appréhension des rapports sexuels suivants ↓ Évitement des rapports sexuels par peur ↓ Tensions conjugales

Ainsi, deux femmes peuvent présenter un même problème d'anorgasmie mais avoir deux histoires très différentes, qu'il conviendra de retracer.

Les problèmes sont conjoints

Il arrive, enfin, que les problèmes sexuels soient présents de façon conjointe chez les deux partenaires. Ainsi, une femme peut souffrir d'absence de désir, et son compagnon d'éjaculation précoce ; un homme, de troubles de l'érection, et sa compagne, de vaginisme. Cette association est très fréquente parmi les couples que je reçois.

Dans le premier cas, il est tentant de mettre en cause l'éjaculation précoce dans l'absence de désir et de plaisir de la femme. C'est peut-être aller vite en besogne. Si la rapidité de l'éjaculation peut certes freiner la capacité de la femme à avoir du plaisir et, donc, du désir, il arrive aussi que le traitement du premier problème ne change rien au second. L'effet inverse peut même se produire, et le traitement de l'éjaculation précoce faire apparaître une anorgasmie chez une femme qui avait du désir quand son compagnon éjaculait trop rapidement.

> **À retenir**
>
> Un problème chez l'un peut faire apparaître un problème chez l'autre.
> Le traitement d'un problème chez l'un peut faire apparaître un problème chez l'autre.
> Les problèmes de l'un et de l'autre peuvent se renforcer ou évoluer indépendamment.

De la même façon, un homme peut présenter des érections tout à fait satisfaisantes quand sa compagne souffre de vaginisme et voir apparaître un problème après le traitement du vaginisme, comme si la peur de l'échec survenait maintenant que les rapports sexuels sont possibles (avant, quand la pénétration était impossible, il se sentait en confiance, puisqu'il n'avait pas à prouver ses compétences sexuelles).

À SAVOIR

1. Parler de sexualité n'est jamais simple ou facile.
2. Aborder la sexualité doit se faire avec respect, envers soi-même et envers l'autre.
3. Réfléchir à deux et communiquer est essentiel : chacun doit être écouté.
4. Il y a toujours plusieurs facteurs qui s'additionnent pour expliquer un problème sexuel.
5. La faute ou la responsabilité n'est pas à chercher systématiquement chez l'autre ou à l'extérieur du couple.
6. La vision de l'homme et de la femme concernant la sexualité est très différente : on ne fera jamais d'une femme un homme, ni d'un homme une femme.
7. Il n'y a pas de santé sexuelle parfaite, sans panne.
8. La solution au problème sexuel n'est pas d'aller « voir ailleurs ».
9. Il est parfois utile de demander de l'aide à une tierce personne (un médecin, par exemple) pour clarifier les questions qu'on se pose.

Les pensées irrationnelles

« Je ne suis pas portée sur la chose ! »

Entendez : la chose sexuelle. La sexualité devient alors un devoir, une corvée. Dans la « chose », il y a parfois un désintérêt, un dégoût pour tout le rapport sexuel, câlins compris, parfois uniquement pour la pénétration (si je n'avais que des câlins, cela irait…).

Dès qu'il commence à me caresser, ou dès que je veux lui faire un geste d'affection, je sais (ou j'imagine) qu'il va vouloir aller plus loin ; comme je ne le souhaite pas, je ne fais plus rien. Le « rien » va entraîner un excès de frustration chez l'homme qui deviendra plus pressant, ce qui va augmenter mon dégoût.

Tout ce qui est fait pour éviter la rencontre augmente le problème. Tout ce qui est fait pour bousculer la rencontre augmente le problème.

En clair : se forcer à avoir des rapports sexuels pour faire plaisir n'apporte rien ; refuser d'avoir des rapports sexuels par principe n'apporte rien (je parle évidemment du cas d'un couple stable).

Rechercher une solution entre le « tout » et le « rien », c'est déjà refuser le tout (pour lui) et le rien (pour elle). C'est vouloir venir pour soi (j'ai envie de connaître ce que c'est que le rapport sexuel, le plaisir...) plutôt que venir pour l'autre (je n'ai pas envie qu'il parte). C'est trouver la solution la moins mauvaise : faire au départ un compromis dans le couple pour que la femme agisse plutôt que d'éviter et que l'homme règle le rythme d'approche au lieu de se focaliser sur le résultat sexuel.

« Je ne suis bon à rien... »

Parce que je me sens en difficulté sexuellement, je considère que je ne vaux plus rien ; parce que je n'ai pas eu d'érection, d'éjaculation au cours du rapport sexuel, je ne serais pas un homme, je serais un « non-puissant ». Parce que je n'ai pas pu accepter une pénétration ou pas eu d'orgasme, je ne serais pas une femme « normale ».

Demandez à votre conjoint si vous n'êtes rien à ses yeux ou s'il pense n'être rien à vos yeux parce qu'il n'y a pas eu de « bonnes réactions » sexuelles. Posez-vous la question : est-ce que je n'existe plus, est-ce que je ne vaux rien parce que mon sexe n'a pas fonctionné, parce que ma partenaire n'a pas eu d'orgasme ?

Se dire : je ne serais plus un homme si mon sexe ne « marchait pas », ou : je serais un homme si mon sexe était « efficace », c'est focaliser son existence d'homme sur le sexe. J'ose croire que l'image d'homme va au-delà des performances du sexe et que l'image de la femme va au-delà de ses compétences sexuelles.

« Elle a envie, mais de quoi ? »

Pour l'homme, même s'il fait souvent dans la caricature, quand il exprime son envie, nous savons au moins ce que cela veut dire : aller jusqu'à la pénétration (j'y suis, j'y reste). La pénétration pour quoi ? Pour qu'elle ait un orgasme... évidemment.

Là où l'homme dégage rapidement une certaine simplicité (basique et primaire) dans ce qu'il veut sexuellement – aller au bout du but –, il en va tout autrement pour la femme : le bout du but n'a peut-être pas la même définition. Il y a chez la femme un clivage net entre sensualité et sexualité : les caresses, les câlins, les mots, les gestes au centre du langage amoureux et érotique peuvent être le but sans qu'il y ait besoin systématiquement de sexe.

Par contre, lorsqu'il y a intégration du sexe, la femme peut, si elle est d'accord, s'investir complètement et parfois même au-delà de ce que l'homme peut désirer. Il est vrai que le oui de la femme peut autant signifier un accord pour un jeu sexuel complet que pour des câlins sans sexe que pour le sexe sans trop de câlins. Il y a des non qui veulent dire non pour tout, et des non qui veulent dire non pour le sexe, mais pas pour les câlins ; il y a enfin des non qui veulent dire oui : la femme peut aimer un partenaire qui lui résiste et sait de temps en temps jouer à l'amant.

« La sexualité, d'accord. Mais dans quel but ? »

La pénétration est un moyen, non un but. La pénétration permet le développement de l'excitation, elle ne suffit pas au déclenchement de l'orgasme. Je vous rappelle que l'orgasme a besoin d'un trépied obligatoire en qualité et en quantité, sinon rien...

1. *Un lâcher-prise mental* (plutôt avoir des fantasmes que des ruminations).

2. *Un lâcher-prise corporel* (plutôt avoir de l'excitation des cinq sens que des nœuds de stress, de tension musculaire ou de fatigue physique).

3. *Un lâcher-prise à deux* (plutôt jouer au même jeu défini à l'avance que jouer aux devinettes avec des règles différentes).

La pénétration, oui, mais ce n'est pas toujours suffisant pour un laisser-aller vers l'orgasme.

« Les hommes ne pensent qu'à ça ! »

C'est vrai que, très souvent, l'homme met du sexe là où il pourrait mettre de la sensualité. Dès qu'il y a contact corporel, l'homme a tendance à se précipiter sur les zones sexuelles. C'est difficile pour lui d'en rester à un câlin ou à des caresses corporelles asexuées.

Un homme, quand il commence à se rapprocher du corps de la femme, développe rapidement en lui l'idée d'aller jusqu'au bout. Il a beaucoup de difficultés à en rester à un rapprochement tendre, sensuel, sans vouloir de pénétration.

Plutôt que d'éviter le contact par peur qu'il aille trop loin, apprenez-lui à aimer la sensorialité, la caresse et surtout ne restez pas silencieuse. Parlez de ce que vous voulez sincèrement plutôt que de ne dire que le négatif. La passivité accentue l'incompréhension de l'autre qui fera encore plus n'importe quoi.

« Il devrait savoir ce dont j'ai envie, je ne devrais pas avoir besoin de le dire... »

Jouer aux devinettes, c'est intéressant mais éprouvant pour les nerfs. La sexualité est un langage, langage du corps et du cœur, des mots et des gestes. Rien ne vaut, du moins au départ, une définition simple avec son partenaire de ce que je veux, ce à quoi je veux « jouer » dans le sens noble du terme, jouer avec l'accord de l'autre, et non pas jouer au détriment de l'autre.

Si je ne dis rien, je ne dois pas me plaindre que l'autre n'ait pas compris ce que je voulais. Par mon silence la sexualité devient alors un acte de soumission dont je serai responsable

L'expression verbale, ou tout autre code non verbal secret, que seuls les deux partenaires connaissent, permettra de « jouer » au même jeu, de fixer les règles intimes que le couple veut utiliser et donc de vivre la sexualité en toute complicité.

« Je vais aller voir ailleurs ! »

On ne règle pas un problème de couple en allant voir ailleurs. La comparaison est inutile : on ne peut pas comparer deux êtres, deux situations incomparables dans deux contextes différents.

Si on va voir ailleurs, c'est qu'il y a un problème plus large dans le couple, ou, en tout cas, un problème autre que la sexualité. Le risque d'aller voir ailleurs est de deux ordres :

— ou cela est meilleur, et on aura envie de recommencer, ce qui ne résoudra rien aux problèmes du couple,

— ou c'est pire, et cela ne servait à rien d'essayer.

Aller voir ailleurs sans avoir compris et réglé le problème sexuel du couple, c'est « changer un cheval borgne pour un cheval aveugle ».

Si partir peut, dans certains couples, être utile, voire nécessaire du fait d'une dysharmonie conjugale grave, la rupture ne peut avoir de sens que si le couple a réfléchi au pourquoi de celle-ci afin de ne pas recommencer les mêmes erreurs dans un projet conjugal futur.

« Je ne suis pas à la hauteur... »

Descendez de vos cimes ! La sexualité est comme une escalade en montagne, il y a un camp de base, des camps intermédiaires et le sommet. Pour y arriver, il y a des étapes, des arrêts, des retours, si le temps est mauvais ; parfois le sommet ne peut être atteint, il n'y a pas à en être déçu, il y aura d'autres fois, d'autres essais.

Le principal est d'être à l'écoute de ses sensations, de son environnement mental (imaginaire érotique) et relationnel (le couple).

Quel est le plus petit jeu sexuel où nous sommes bien tous les deux ? (par exemple, se faire uniquement des câlins sans aller jusqu'aux zones sexuelles). Je pars de cette base et je me pose la question suivante : quel est le plus petit changement que je peux effectuer dans ma sexualité pour améliorer ce petit jeu ?

« Ça ne marche pas ! »

Soyez sympa avec vous-même. Votre sexe n'est pas qu'une mécanique. Je m'aventurerai à dire que le sexe (j'entends l'appareil sexuel) joue pour environ 20 % dans la sexualité. Le reste appartient aux émotions, à l'imaginaire, au partenaire...

Dire que cela ne marche pas, c'est présupposer que seul l'appareil sexuel est utile à la sexualité et qu'il ne servirait qu'à un seul but, la pénétration et l'orgasme. En dehors de cela, point de salut ?

L'appareil sexuel, comme le reste du corps, doit appartenir à tout l'arsenal dont nous disposons pour améliorer le jeu érotique et sexuel. Plus je suis « rigide » (dans tous les sens du terme), plus je veux de l'efficacité. Moins la sexualité reste un jeu, plus je m'enferme dans des critères normatifs paralysants.

Chapitre 2

De quel trouble souffrez-vous ?

Nous allons passer en revue les différents troubles sexuels et, chaque fois, définir ce que c'est, ce que ce n'est pas, avant de cerner les principales causes.

LES TROUBLES SEXUELS MASCULINS

Les troubles du désir sexuel
— baisse du désir,
— inhibition du désir (anaphrodisie),
— aversion (dégoût).

Les troubles de l'excitation sexuelle
— baisse de l'érection,
— impuissance (anérection).

Les troubles de l'orgasme
— éjaculation rapide ou précoce,
— éjaculation retardée et anéjaculation (absence d'éjaculation),
— absence d'orgasme (éjaculation sans orgasme).

Les troubles sexuels avec douleur
— dyspareunie (douleurs).

LES TROUBLES SEXUELS FÉMININS

Les troubles du désir sexuel
— baisse du désir,
— inhibition du désir (anaphrodisie, frigidité),
— aversion (dégoût).

Les troubles de l'excitation sexuelle
— trouble de la lubrification.

Les troubles de l'orgasme
— anorgasmie (absence d'orgasme),
— orgasme douloureux.

Les troubles sexuels avec douleur
— dyspareunie (douleurs),
— vaginisme réactionnel,
— vaginisme vrai.

L'inhibition du désir sexuel : « je n'ai pas envie »

Laure, 35 ans, vient en consultation accompagnée de son mari. Cela fait environ six ans qu'elle n'a plus de désir et que les contacts physiques la dégoûtent. Quand elle a des rapports sexuels, c'est pour faire plaisir et avoir la paix : « Personnellement, je ne sens pas grand-chose. »

Depuis quelques mois, son époux accumule les remarques désobligeantes : « J'en ai marre, je vais finir par aller voir ailleurs ! », ou bien : « T'as quelqu'un d'autre dans ta vie, tu me trompes... » Et c'est vrai qu'elle ne supporte plus qu'il l'approche ou la touche : « Il ne pense qu'à ça. J'accepterais bien des câlins, mais il veut toujours aller plus loin. On dirait qu'il n'y a que le sexe qui compte. »

Marié depuis douze ans, ce couple a trois enfants âgés respectivement de 11, 8 et 4 ans. Le premier est arrivé au tout début de la vie conjugale ; le dernier est un « petit caprice ». Laure raconte : « J'ai arrêté de travailler à la naissance de mon deuxième enfant. Mon mari m'a poussée à rester à la maison, j'étais d'accord. Je regrette un peu maintenant. C'était tellement mieux avant, quand nous nous sommes connus, deux ans avant le mariage. Sexuellement, tout se passait bien à cette époque, je n'avais pas de problèmes, j'avais du plaisir, j'étais amoureuse... »
Actuellement, Laure se décrit comme introvertie et mal dans sa peau. Elle a le sentiment d'avoir négligé son bien-être personnel. En dehors de ses enfants et de sa maison, sa vie lui paraît vide.

— *Les questions que Laure se pose* : Mon couple peut-il encore tenir longtemps ainsi ? Que faudrait-il changer pour que je me sente plus apaisée ? Suis-je déprimée ? Est-ce que j'aime encore mon mari ? Suis-je trop vieille ?
— *Les questions que son mari se pose* : Pourquoi ma femme me repousse-t-elle ainsi ? Comment retrouver la sexualité d'avant ? Dois-je changer ma façon de voir mon couple ? Et si j'allais voir ailleurs ?
— *Les questions que le thérapeute se pose* : Cette femme vient-elle pour elle-même, pour son partenaire ou pour son couple ? Le mari a-t-il conscience de ce qui manque à son épouse ? Savent-ils qu'ils ne revivront jamais la sexualité des débuts et qu'il leur faut franchir une nouvelle étape ? Quel est le premier objectif à travailler ? Quel traitement vais-je leur proposer ?

L'inhibition du désir sexuel (ou IDS) est appelée « frigidité » dans le langage courant (uniquement pour la femme) ou « anaphrodisie » dans le langage scientifique (pour les deux sexes).

Je n'ai envie que lorsque je le décide ; je ne supporte pas qu'il vienne vers moi. Quand je commence, ça va, je suis excitée, j'ai du plaisir…
S'il vient vers moi, alors que je ne l'avais pas prévu, je n'ai pas envie. Je ne veux pas qu'on me touche, j'imagine que ça va aller jusqu'à l'acte sexuel. Ça me dégoûte…
Je suis tellement crispée que, dès qu'il vient vers moi, je le rejette. J'ai peur de ne pas le satisfaire. Je préfère ne pas avoir envie plutôt que de rater…
Cela ne sert à rien d'essayer si je sais que cela ne va pas aller jusqu'au bout…
Je suis moche, ça va le dégoûter s'il me regarde…
Si l'ambiance, le climat, la complicité est mauvaise, je ne peux pas me laisser aller vers lui…
Je n'ai pas de désir pour mon ami, alors que j'ai beaucoup de sentiments pour lui et que nous avons des projets de vie commune. Je l'aime. Avant, avec les autres, il n'y avait pas de sentiment et ça allait mieux sexuellement…
J'ai envie quand ça n'est pas possible, quand j'ai mes règles, quand il va partir au travail, quand on se téléphone et que je suis au bureau. Dès que je le vois, je n'ai plus envie…
Je n'ai pas envie, parce que je sais qu'elle m'attend « au tournant ». Il y a une trop grande exigence de réussite dans nos rapports sexuels…

C'est :

— *un problème d'envie psychique* (l'envie d'avoir envie), dont l'expression physique est l'absence d'excitation. On trouve très souvent les expressions suivantes : « je n'ai pas envie », « ça ne m'intéresse pas », « cela me répugne », « ça me dégoûte » ;
— *un problème qui peut être primaire ou secondaire :* il est primaire quand le désir a toujours été absent ou peu intéressant pour ne pas être investi. C'est un problème secondaire

quand la baisse de désir survient après une période où tout était « normal » ou, en tout cas, plus satisfaisant que ce qui est vécu actuellement. Dans ce cas, la baisse du désir peut apparaître à la suite d'un autre trouble sexuel comme l'anorgasmie[1] ou l'impuissance[2] ;

— *un problème qui peut être global ou sélectif :* il est global si l'absence de désir survient quels que soient les circonstances, le contexte et le type d'activité sexuelle. L'absence de désir peut aussi être sélective, elle est par exemple fonction du partenaire (différence entre le partenaire officiel et le partenaire extraconjugal) ou du contexte (c'est plus facile en vacances qu'à la maison où la présence des enfants est un facteur de parasitage) ;

— *un problème souvent progressif.* L'échelle d'intensité va de la faiblesse à l'inhibition totale du désir, en passant par le désintérêt, l'indifférence ou le dégoût lorsque l'inhibition du désir se maintient pendant plusieurs années ;

— *un problème très souvent lié à des facteurs environnementaux* inhibants ou stressants : activité professionnelle, soucis quotidiens, présence des enfants, monotonie conjugale... ;

— *un problème très souvent lié à un contexte* d'indifférence, d'anxiété ou de nervosité ;

— *un problème très souvent lié aux comparaisons* que nous faisons avec ce que nous considérons comme la norme ;

— *un problème souvent renforcé par l'évitement (fuite) et la répétition* monotone des rapports sexuels (vérification de la « machinerie » sexuelle) ;

— *un problème souvent renforcé par l'attitude du conjoint* qui peut soit attendre patiemment, ce qui n'est pas très actif pour le couple, soit « bousculer » l'autre de manière exces-

---

1 Voir p. 88.

2 Voir p. 71.

sive, bloquant par là même toute possibilité de retour du désir.

Ce n'est pas :

— *un problème présent uniquement chez la femme.* Nous rencontrons aussi, quoique plus rarement, des hommes sans désir : ils peuvent avoir des réactions physiques (érection), mais pas d'envie pour autant. D'une façon générale, l'érection ne signifie pas qu'il y a désir sexuel, puisqu'il existe des érections réflexes, survenant le matin ou la nuit, et des érections spontanées ;

— *un problème d'excitation*, du moins au départ (il peut y avoir lubrification). Dans un premier temps, c'est l'envie qui est faible ou absente. Après quelques mois, en revanche, se surajoute souvent la disparition de l'excitation ;

— *un problème de plaisir*, du moins au départ. Malgré l'absence de désir et si le partenaire sait s'y prendre le rapport sexuel peut se dérouler normalement, avec excitation et orgasme. Toutefois après le rapport sexuel, la personne n'a pas plus retrouvé son envie ;

— *un problème uniquement lié à des difficultés psychologiques.* En fait, tout état de stress, d'anxiété, de fatigue, dû à une maladie physique ou à un trouble psychique, peut entraîner une baisse du désir normal (si je suis déprimé, si je sors tout juste d'un ennui de santé, je peux ne pas avoir de désir sans avoir véritablement de problèmes psychologiques sous-jacents).

Les causes psychosexologiques individuelles

Certaines causes sont anciennes et fragilisent la personne dans sa maturation et son épanouissement affectif et sexuel. Elles sont liées au contexte ou à certains événements précis. On trouve ainsi :

— Le contexte éducatif : absence d'information sur la sexualité ; transmission de tabous sexuels, d'interdits, de normes, etc.

— Le contexte familial : défaillances parentales et familiales ; conflits ; fragilités psychiques du père ou de la mère ; difficultés à s'identifier à l'un des parents, etc.
— Les traumatismes sexuels : attouchements, inceste, viol, etc.

D'autres causes sont plus récentes et jouent un rôle dans l'apparition des troubles. Citons :
— L'absence d'expérience sexuelle ou la méconnaissance de l'autre sexe.
— La peur de se laisser aller.
— La peur de s'engager dans une relation longue.
— Le stress de la vie quotidienne.
— Un état anxieux ou dépressif.
— La mauvaise image de soi.

Les causes conjugales

Les plus fréquentes sont :
— Les dysharmonies à l'intérieur du couple. Elles se manifestent par une mauvaise entente, de l'insatisfaction ou des conflits.
— La présence d'une dysfonction sexuelle chez l'autre. Un problème d'impuissance peut ainsi, à court ou moyen terme, entraîner une baisse du désir chez la femme ; une frigidité peut entraîner une baisse d'érection chez l'homme, puis une inhibition du désir.
— L'hyperinvestissement de la famille ou du travail. La principale source de plaisir et de satisfaction est ailleurs que dans la relation amoureuse, ce qui entraîne progressivement une baisse du désir chez soi ou chez l'autre.
— La dévalorisation de l'image masculine et féminine. Au moment du choix du conjoint, il y a idéalisation de l'autre sur lequel on projette ses désirs, ses attentes pour apaiser

ses manques, ses frustrations, cicatriser son passé ou, au contraire, le reproduire. Il est fréquent de voir le désir sexuel disparaître au fur et à mesure qu'on ne voit plus dans le partenaire ce qu'on avait imaginé ou espéré.
— L'inexpérience du partenaire.

Les causes organiques et fonctionnelles

Elles sont peu fréquentes. Citons :
— Les causes médicales. Toute maladie entraînant un déséquilibre hormonal, un état de fatigue ou d'épuisement physique doit être recherchée, c'est le cas par exemple d'un diabète.
— Les causes iatrogènes. Elles sont liées à l'utilisation de certains médicaments ou traitements : antihypertenseurs, antidépresseurs, hypnotiques, anxiolytiques, œstroprogestatifs, utilisation de rayons X. En soi elles ne suffisent pas toujours à expliquer un problème mais peuvent l'aggraver.
— Les causes chirurgicales. Elles regroupent toutes les interventions chirurgicales sur les systèmes glandulaires à sécrétions hormonales (ovaires, testicules).

LE CYCLE INFERNAL DE L'INHIBITION DU DÉSIR

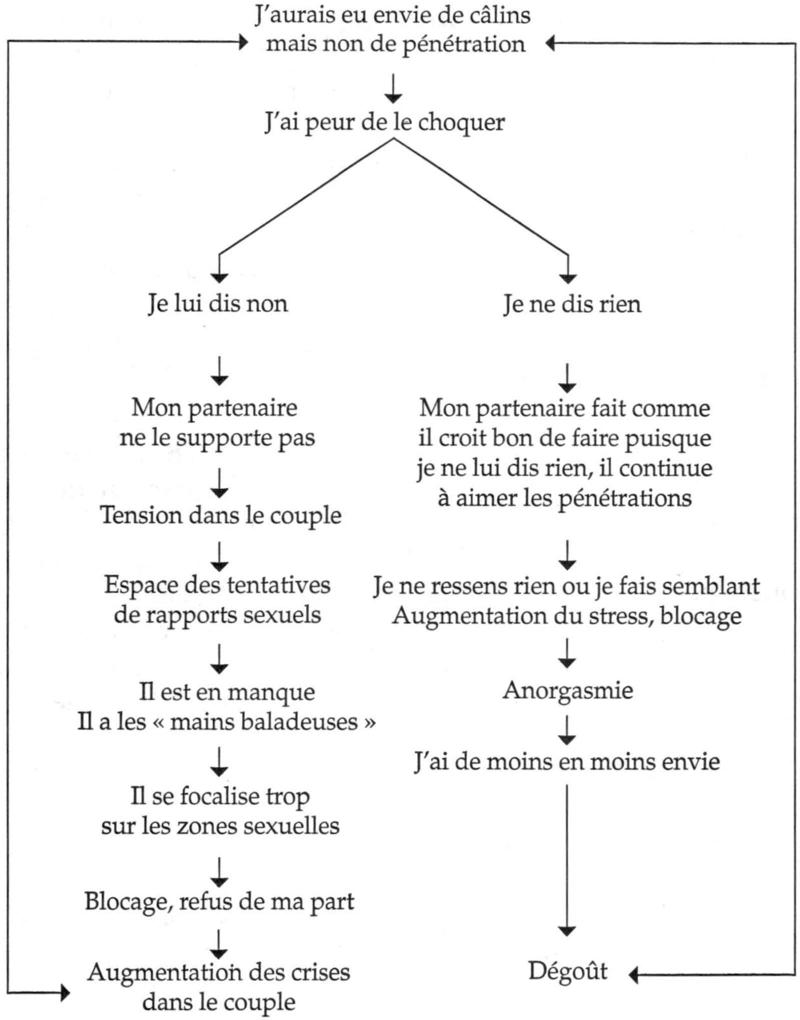

Les troubles de l'excitation

Les troubles de l'excitation englobent toutes les manifestations corporelles et psychiques, par l'absence de réactions ou la présence de réactions douloureuses à toute forme de stimulation sexuelle.

Les stimulations sexuelles peuvent venir de trois sources :

1. les stimulations d'ordre psychique : fantasmes, fantaisies, imaginaire érotique, rêveries, etc. ;
2. les stimulations d'ordre physique liées à l'excitation des sens ;
3. les stimulations liées à la relation entre les deux partenaires et au jeu qui s'y construit.

Les problèmes viennent de ce que ces trois sources peuvent être altérées, séparément ou ensemble, par un manque (qualitatif ou quantitatif) de stimulants positifs ou bien par un excès (quantitatif ou qualitatif) de stimulants négatifs (stress, colère, peur). Les symptômes qui apparaissent alors sont :

— Chez la femme, la sécheresse vaginale avec une baisse de la lubrification et des douleurs pouvant évoluer vers une contracture des muscles du vagin par peur de la douleur (vaginisme réactionnel).

— Chez l'homme, la baisse de l'érection, avec ou sans lubrification du gland et, par là même, une douleur à la pénétration.

L'absence de lubrification associée à la douleur éventuelle conduit progressivement, chez la femme, à une baisse du désir et, chez l'homme, à une baisse de l'érection avec parfois une éjaculation rapide ou une absence d'éjaculation, pour éviter la répétition du symptôme douloureux.

J'ai beau désirer mon partenaire dans ma tête, cela ne me fait rien physiquement...
Dès que je sens que mon excitation monte, je me crispe, je pense à autre chose, je m'en veux...
Je ne ressens rien quand il me caresse, ça finit par m'énerver...
Je n'arrive pas à lui dire ce qui serait excitant pour moi. D'ailleurs, je ne sais même pas ce qui m'exciterait. En fait, si, je sais. Mais j'ai peur de la suite : j'ai peur d'être ridicule ou de ne pas être à la hauteur...
Que va-t-il penser de moi, si je me laisse aller à mes envies ?...
Je me sens excitée quand il me caresse, mais dès que ses mains s'approchent de mon sexe, je bloque...
Je suis excitée nerveusement. Ça m'énerve, je ne ressens rien d'autre, surtout pas de plaisir...
Cela ne se fait pas de montrer que l'on est excitée, seules les femmes « légères » le font...

La dyspareunie : « j'ai mal »

C'est le problème douloureux par excellence et, souvent, le problème intermédiaire entre l'absence de désir (« je n'ai pas envie, donc il n'y a pas de lubrification, donc j'ai mal lors de la pénétration ») et l'anorgasmie (« je n'ai pas de plaisir, cela devient irritant, je me crispe et j'ai mal si j'essaie la pénétration »).

C'est :

— *un syndrome douloureux* survenant pendant ou après les rapports sexuels. Il peut survenir en dehors de tout contact sexuel par appréhension. C'est, chez la femme, une douleur qui peut être superficielle (entrée du vagin) ou profonde (fond du vagin et col de l'utérus). Elle entraîne une contraction *volontaire* du vagin par peur d'avoir mal. C'est,

chez l'homme, une douleur focalisée au niveau du gland, de la verge, des testicules ;
— *chez la femme, un problème partiel ou global* lors de la phase d'excitation, lors de la pénétration (vulve, vagin, col, utérus), ou lors de la phase orgasmique. On retrouve également des douleurs dans certaines positions, des douleurs en fonction du cycle hormonal et de l'âge (ménopause) ;
— *chez l'homme, un problème partiel ou global* lors de la phase d'excitation (érection), lors de l'éjaculation, lors de l'orgasme ou après le rapport sexuel ;
— *un problème lié à une difficulté d'excitation sexuelle* ;
— *un problème souvent lié à des causes physiques* médicales (par exemple, des mycoses à répétition) ;
— *un problème parfois lié à une trop grande précipitation* lors de la pénétration ;
— *un problème souvent associé à d'autres difficultés sexuelles* chez l'homme, chez la femme ou dans le couple : inhibition du désir, vaginisme, impuissance, éjaculation précoce.

Ce n'est pas :

— *un vaginisme vrai,* c'est-à-dire une contracture involontaire empêchant toute pénétration ;
— *toujours un problème d'origine psychologique* : toute affection locale peut entraîner une douleur ;
— *toujours un problème associé à une absence de désir ou d'orgasme.* Certains supportent « moins mal » la douleur et peuvent accepter la pénétration, avec parfois déclenchement de la lubrification, voire du plaisir, pour peu que le premier moment douloureux soit passé.

➤ Les causes psychosexologiques

Ce sont :

— La sécheresse vaginale par inhibition du désir ou manque d'excitation. Elle conduit au déclenchement d'une

dyspareunie avec peur (peur d'avoir mal, peur de la récidive douloureuse, peur de l'inconnu).
— Certaines pratiques sexuelles ou certaines positions. Elles peuvent provoquer, par la douleur qu'elles entraînent, une dyspareunie orificielle ou profonde.

➤ Les causes médico-chirurgicales

Ce sont :

— Toutes les pathologies locales ou locorégionales qui entraînent des douleurs : malformation, mycoses, malposition utérine…
— Tous les facteurs responsables d'une baisse de lubrification : déficits hormonaux, ménopause, atrésie postradiothérapique et postchirurgicale.

Très souvent, la dyspareunie persiste après le traitement de la cause organique, car le réflexe d'appréhension de la douleur s'est mis en place, entraînant la nécessité d'une prise en charge gynécologique, urologique et psychologique, autrement dit, d'une prise en charge pluridisciplinaire.

Patricia, 35 ans, est traitée depuis six ans pour mycoses à répétition après plusieurs interventions sur épisiotomie. Elle présente une dyspareunie orificielle, avec vaginisme réactionnel. La douleur vulvo-vaginale a envahi sa vie quotidienne au point de limiter sa marche et certaines positions.
Le bilan psychologique fait apparaître différents événements qui s'avéreront primordiaux lors du travail psychothérapique avec exercices sexologiques : conflits avec la mère qui meurt d'un cancer utérin lors de la naissance du premier enfant de Patricia ; désinvestissement de la féminité au profit de la maternité ; tensions conjugales avec un mari absent…

Le vaginisme : « j'ai peur de la pénétration »

À 23 ans, Jeanne n'arrive pas à avoir de « vrais » rapports sexuels. Elle a un ami depuis quatre ans, elle vit avec lui depuis deux ans. Ensemble, ils ont décidé de se marier et d'avoir un enfant.
Elle dit avoir beaucoup hésité avant de consulter un spécialiste, par peur du « qu'en-dira-t-on ». Son ami, d'une grande patience, attendait que cela s'améliore tout seul, avec le temps.
Cette jeune femme n'a jamais pu avoir de rapports sexuels complets : pas de pénétration, tout juste des contacts sur les zones sexuelles, d'ailleurs assez satisfaisants. Elle dit : « J'ai mal, j'ai peur, je suis tendue. Je n'y peux rien. Nous voudrions un bébé et nous n'y parvenons pas. »
Jeanne a toujours eu du mal à aborder la sexualité. Elle n'a pas eu de rapports sexuels avec d'autres hommes : « Cela ne m'intéressait pas beaucoup... » Elle a investi toute son énergie dans son activité professionnelle et décroché un diplôme de haut niveau dans l'informatique comme son futur mari.
Elle se décrit comme anxieuse, méticuleuse, perfectionniste, consacrant peu de temps au plaisir ou aux loisirs, exception faite de différentes activités sportives qu'elle pratique assidûment.
Pour le reste, le couple s'entend bien et leurs relations avec leurs belles-familles respectives sont correctes.

— *Jeanne se pose différentes questions* : Pourrai-je avoir un bébé ? Suis-je normale ? Ai-je un problème physique ?
— *Son ami se pose également des questions :* Pourrai-je vivre sans sexualité ? Pourrons-nous avoir un enfant ?
— *Le thérapeute se pose les questions suivantes :* Suis-je devant une demande de désir d'enfant ou une demande de désir d'épanouissement sexuel ? Quelle est la place de la sexualité dans la vie de ce couple ? Quelle connaissance cette femme a-t-elle de son corps, de la sexualité, du plai-

sir ? Quel est l'objectif à travailler ? Quel traitement vais-je leur proposer ? Qui demande quoi ?

Le vaginisme est avant tout un problème mécanique, caractérisé par la contracture, la sécheresse vaginale, la douleur. Comme pour toute peur, la contraction musculaire fait partie des signes de tension musculaire au même titre que la tétanisation musculaire lors des états de stress, d'anxiété aiguë, de crises de panique.

Souvent, dans le vaginisme, apparaissent, à côté de la contracture du vagin, d'autres signes de stress ou de panique anxieuse, tant que la confrontation avec l'objet de la peur (la verge, l'érection, l'homme) persiste. Les conséquences de la peur (la douleur à venir, l'appréhension, certaines attitudes du partenaire) accentuent l'anticipation du rapport sexuel suivant. On remarque :

— Sur le plan physiologique : des palpitations, des tremblements, une tension abdominale, une accélération du rythme respiratoire.

— Sur le plan comportemental et cognitif : des scénarios catastrophes, des peurs multiples, l'évitement ou la fuite devant la situation angoissante.

Le vaginisme est aussi un problème d'image du corps de la femme sexuée. Le vagin fait-il partie de mon corps de femme ? Est-il un organe passif, de passage, pour la conception et la naissance d'un enfant ? Est-il un organe actif, dynamique d'excitation et de plaisir ?

C'est :

— *une contracture réflexe* des muscles périvaginaux empêchant toute pénétration ;

— *un motif de consultation fréquent*, souvent lié à un désir d'enfant et plus rarement à un désir d'épanouissement sexuel ;

— *un vaginisme vrai* quand la contracture est involontaire (« je n'y peux rien, c'est plus fort que moi »). C'est un vaginisme réactionnel quand la contracture est volontaire, liée par exemple à un manque de désir ou à un refus volontaire (« je ne veux pas ») ;
— *un problème souvent vécu dans un corps bloqué désinvesti sur le plan des émotions* ou, au contraire, hyperinvesti de manière intellectualisée (« le corps, c'est secondaire ») ;
— *un problème toujours associé à un système de pensées négatives :* « je ne suis pas une femme normale », « je ne mérite pas de réussir », « mon partenaire va me laisser tomber », etc. ;
— *un problème souvent associé à des phobies* dans la vie quotidienne (par exemple, agoraphobie ou nosophobie) ;
— *un problème parfois associé à des troubles sexuels masculins,* comme l'éjaculation précoce ou l'impuissance ;
— *un problème souvent renforcé par l'évitement* total des rapports sexuels ou, au contraire, par l'hyperinvestissement des caresses et des jeux amoureux en dehors de la sexualité ;
— *un problème souvent renforcé par l'attitude de spectateur* face au trouble ou par la passivité du partenaire qui y trouve parfois son compte. Aucun des deux partenaires n'est alors un élément dynamique de changement.

Ce n'est pas :

— *un manque de désir,* du moins au départ, même si ce problème peut apparaître à long terme ;
— *une dyspareunie ;*
— *une réaction volontaire,* sous sa forme vraie.

➤ Les causes psychosexologiques

Certaines causes sont anciennes et fragilisantes. Citons :
— Les traumatismes sexuels.
— L'absence d'éducation sexuelle.
— L'image négative du corps.

— La culpabilisation du plaisir, la peur de perdre le contrôle de soi.
— Les troubles psychiatriques (phobies ou obsessions).

D'autres causes sont plus spécifiquement sexuelles. On trouve ainsi :
— L'échec d'un premier rapport impossible ou douloureux.
— L'échec d'une première expérience amoureuse.
— La peur de la douleur, de la pénétration, de l'éjaculation, de la grossesse, de l'accouchement, etc.
— L'inexpérience du partenaire.

➤ Les causes médico-chirurgicales

Toute malformation de l'appareil génital, toute conséquence chirurgicale sur la tonicité et la texture du vagin, tout problème hormonal amenant à une sécheresse vaginale et à une dyspareunie peut entraîner un vaginisme, qui sera souvent réactionnel à ces facteurs physiques locaux. Un bilan médical et psychologique est indispensable.

Véronique, 23 ans, a vécu une enfance sans problèmes, mais où l'éducation était stricte, orientée sur la notion de devoir : le travail passait avant le plaisir. Un premier rapport sexuel avec un partenaire incompétent a déclenché un vaginisme, renforcé par une vision négative de la sexualité.

Lætitia, 25 ans, a subi une relation incestueuse pendant plusieurs années. Son père lui disait : « Plus vite tu t'épanouiras sexuellement, et mieux tu pourras choisir l'homme qui te conviendra. » Sa soumission d'enfant, associée au silence, voire au déni de sa mère, l'a conduite à développer une haine « imprimée », non extériorisée, de l'homme et du sexe masculin ainsi qu'un sentiment de culpabilité tenace (dévalorisation de soi et de son corps). Depuis, Lætitia s'est fermée et a fermé son vagin.

LE CYCLE RÉFLEXE DU VAGINISME

Nous retrouvons systématiquement un cycle de conditonnement à l'échec :

J'ai peur (anxiété d'anticipation)

↓ *donc...*

Je vais avoir mal

↓ *donc...*

Contracture réflexe du vagin

↓ *donc...*

Absence de lubrification

↓ *donc...*

Douleur

↓ *donc...*

Accentuation de la contracture

Je choisis entre

↙ ↘

La répétition des tentatives

↓ *donc...*

Dégoût des rapport sexuels

L'évitement (apaisement du problème à court terme sans le résoudre)

Les troubles de l'érection : « ce n'est pas assez rigide », « je ne peux pas pénétrer »

Camille, 52 ans, se plaint depuis plusieurs mois d'avoir des érections semi-molles ou semi-rigides lors des rapports sexuels. Parfois, il y a même lâchage de l'érection dès le début, ce qui empêche la pénétration.
Marié depuis vingt-cinq ans, père de quatre enfants, ce quinquagénaire travaille comme cadre supérieur dans une entreprise de produits agricoles. Il se décrit comme un hyperactif stressé, d'ailleurs suivi pour des problèmes d'hypertension artérielle. Il évoque aussi un tabagisme ancien, non résolu, et une hygiène alimentaire peu équilibrée due à son activité professionnelle.
Sa demande est évidemment focalisée sur son problème d'érection, pour lui-même, mais aussi pour sa femme qui commence à s'interroger : « Tu as quelqu'un d'autre dans ta vie ? Je ne te plais plus ? » Camille lui-même est préoccupé : « Elle va finir par aller voir ailleurs. C'est foutu… »

— *Camille se pose les questions suivantes* : Ai-je une maladie ? Suis-je trop vieux ? Que pense-t-elle de moi ?
— *Son épouse se pose les questions suivantes* : A-t-il une maladie ? A-t-il encore de l'amour pour moi ? Est-ce que je suis toujours désirable ?
— *Le thérapeute se pose les questions suivantes* : Quelle est la part du physique et du psychologique ? Quel est le rôle du stress ? Pourquoi cette attitude d'échec répété ? Quel est l'état de culpabilité de cet homme ? Quel est son degré d'épuisement ? Quel rôle joue la partenaire ? Où en est ce couple ? Quel est l'objectif à atteindre ? Quel traitement proposer ?

Les troubles de l'érection sont caractérisés par une difficulté à atteindre ou à maintenir une érection avant ou pendant le rapport sexuel. Ce problème suit évidemment de près la baisse du désir et la baisse de l'excitation, puisqu'une absence d'envie comme une insensibilité corporelle empêchent la survenue d'une érection. Un trouble de l'érection peut également exister avec un désir et une excitation normale.

L'érection, phénomène physique dont les interactions émotionnelles et psychiques sont systématiques, est ancrée dans une symbolique de virilité, de pouvoir et de fierté (encore aujourd'hui). Il n'est pas rare de voir un homme déprimer et développer un niveau d'anxiété extrême avec attaque de panique après l'apparition d'un trouble de l'érection. Le risque est d'autant plus grand que l'érection et le rapport sexuel sont symboliquement importants pour lui (plus on pense commander la verge, plus celle-ci « n'en fait qu'à sa tête »).

C'est :

— *ce qu'on appelle l'« impuissance »* dans le langage courant ;

— *un problème soit primaire, soit secondaire,* lorsqu'il survient après une période sexuelle correcte ;

— *un problème soit global, soit situationnel,* lorsqu'il dépend de certaines circonstances (partenaires, fantasmes, positions, lieux) ;

— *un problème total ou partiel :* ramollissement de la verge lors des tentatives de pénétration ou pendant l'acte sexuel ; érections semi-molles ou semi-rigides dès le début des rapports sexuels ; absence totale d'érection (anérection) ;

— *un problème très fréquent au-delà de la quarantaine,* où les pannes sexuelles sont toujours plus nombreuses ;

— *un problème très souvent d'origine psychologique* (dans 80 % des cas) ;

— *un problème parfois lié à des causes organiques* (vasculaires, neurologiques, hormonales) ou iatrogènes (médicaments).

Mais, malgré la présence d'une cause organique, il y a toujours des facteurs psychologiques de stress, de ruminations ou de tension qui se surajoutent ;
— *un problème toujours associé à de l'anxiété ;*
— *un problème toujours renforcé par la focalisation sur la verge* et ses réactions physiques, par l'attitude négative de la partenaire, par l'obligation de résultats positifs ;
— *un problème toujours renforcé par des pensées parasites* d'échec, de performance, d'efficacité.

Ce n'est pas :
— *un trouble de l'éjaculation ;*
— *une inhibition du désir*, du moins au départ ;
— *une baisse de tonicité d'érection normale* telle qu'elle se produit après l'éjaculation, durant la période de résolution et la période réfractaire ;
— *une baisse de l'érection* ou une difficulté dans le déclenchement de l'érection telle qu'elle apparaît lorsque l'âge avance. La mise en érection peut nécessiter du temps avant d'être totale. Elle en nécessitera d'autant plus que le couple est routinier, que l'homme est âgé ou que les capacités d'excitation sont faibles. Plus on avance en âge, plus il faut du temps, des qualités, des conditions spécifiques (qualité de vie, hygiène, équilibre conjugal) pour améliorer l'excitation et, donc, l'érection.

➤ *La cause et l'effet*

Il n'y a pas une cause pour un effet, mais un contexte plurifactoriel associant parfois des causes organiques, iatrogènes et psychogènes. Le maintien des érections nocturnes et matinales ainsi que des érections spontanées va plutôt dans le sens de l'anorganicité, mais cela ne signifie pas l'absence de causes neurologiques ou veineuses. À l'inverse, la disparition des érections nocturnes et matinales n'indique pas la présence obligatoire de causes organiques : une dysfonction sexuelle psychogène, ancienne et non résolue, peut se traduire par ce genre de signes.

Il y a augmentation des facteurs de risque organique avec l'âge.

Quels que soient les facteurs organiques, la surcharge anxiogène, le stress et les pensées ruminatoires négatives sont systématiquement présents ; il faut en tenir compte et les traiter. On peut avoir un trouble de l'érection après une opération chirurgicale qui va suffisamment inquiéter pour susciter la peur de l'échec, la crainte de ne pas réussir, l'angoisse de performance.

Il faut souvent l'addition de plusieurs causes pour déclencher l'apparition d'une dysfonction sexuelle.

Il faut très souvent prendre en compte le facteur individuel puisque la même cause organique n'a pas forcément le même effet dysfonctionnel sur la sexualité. C'est l'exemple bien connu du diabète ou de la maladie cardiaque. Certains hommes déclenchent des problèmes sexuels par peur des conséquences de ces maladies sur leur sexualité. D'autres, malgré ces maladies, sont suffisamment optimistes et détachés pour ne pas faire de lien entre maladie et sexualité : ils ne déclencheront pas de problèmes sexuels.

➤ *Les causes psychologiques*

Les causes les plus fréquentes sont :

— Le stress et l'anxiété liés à l'appréhension de l'échec, à l'obsessionnalisation du résultat, à la focalisation sur les performances sexuelles.

— La fatigue ou l'asthénie amenant à une inhibition de l'excitation.

— La culpabilisation des fantasmes sexuels, la peur du lâcher-prise ; la peur du désir sexuel de la « femme active ».

— Les inhibitions relationnelles et le manque d'affirmation de soi.

— Les traumatismes de rupture, de rejet, d'abandon.

— Les états anxio-dépressifs et phobo-obsessionnels.

➤ ***Les causes relationnelles et conjugales***

Ce sont, le plus souvent :

— La monotonie, la routine, la banalisation de la vie conjugale.

— Le surinvestissement des activités extraconjugales.

— L'attitude négative du partenaire face à la sexualité.

— Les troubles de communication.

— Les troubles sexuels de la femme (vaginisme, dyspareunie).

— Les conjugopathies : on règle ses comptes à travers la sexualité (« comme tu es désagréable et que tu me rejettes, je te montre par mon absence d'érection que je sais t'agresser et te punir »).

➤ ***Les causes fonctionnelles et organiques***

Les causes les plus importantes sont :

— Les causes vasculaires, artérielles ou veineuses.

— Les causes neurologiques après un traumatisme accidentel, dans certaines maladies comme la sclérose en plaques ou le diabète, après une intervention chirurgicale abdominale ou génito-urinaire.

— Les causes hormonales.

— Les causes médicamenteuses : antihypertenseurs, diurétiques, hypocholestérolémiants, hormones et antihormones, neuroleptiques, antidépresseurs.

Au moindre doute, un examen médical est nécessaire. N'hésitez pas à consulter ou à demander conseil.

Jean, 52 ans, présente depuis trois ans un trouble de l'érection, à début progressif, qui se traduit par une baisse du tonus de l'érection et, parfois, une absence totale d'érection. Ce symptôme a évolué de manière fluctuante, tantôt vers l'évitement par peur de l'échec, tantôt vers l'obsessionnalisation de la

vérification, ce qui n'a fait qu'aggraver le problème. Depuis six mois, Jean n'a plus d'érections nocturnes ou matinales, mais il a encore quelques érections spontanées peu rigides.
Marié depuis vingt-cinq ans, père de trois enfants, Jean est bien installé sur le plan professionnel. Sa vie de couple est stable, régulière. Sa femme, qui n'a jamais été très portée sur le sexe, joue un rôle maternel : elle lui prépare ses vêtements, ses repas, ses médicaments.
Sur le plan médical, Jean a eu un infarctus à 49 ans (ses problèmes sexuels sont d'ailleurs apparus après la période de convalescence). Il est également suivi pour un diabète insulino-dépendant. Son bilan de santé ne montre, toutefois, aucune anomalie organique permettant d'expliquer le trouble.
En fait, la disparition des érections réflexes chez Jean est due à un problème plus ancien, comme cela arrive souvent. Jean a du mal à accepter les contraintes physiques liées à l'infarctus, au diabète et aux traitements à vie qu'ils impliquent. Du coup, il a développé un état asthénodépressif.
L'amélioration de la sexualité a été possible par un travail personnel portant sur la prise en charge de ses problèmes de santé. Un travail de couple a aussi permis à son épouse d'être plus femme et moins « mère », et à Jean d'être moins dépendant et soumis. Ce travail a été long compte tenu de l'ancienneté du système conjugal dans lequel ils « baignaient » l'un et l'autre.

LE CYCLE INFERNAL DE L'IMPUISSANCE

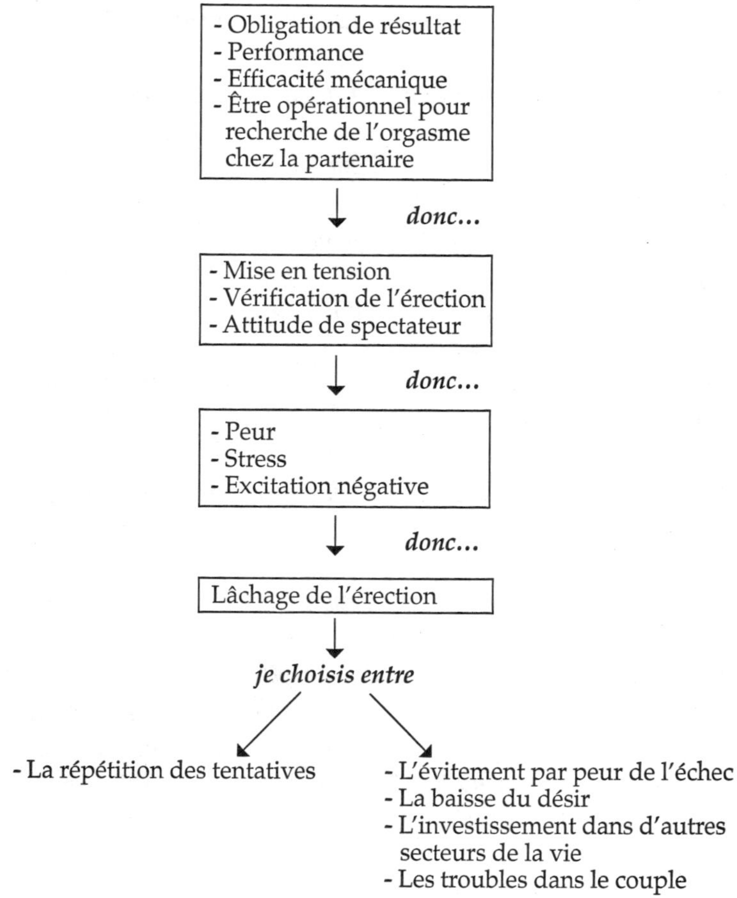

Les troubles de l'orgasme

Nous différencions la réaction physique (la contraction vaginale et utérine) de la réaction émotionnelle (plaisir, jouissance, sensation de bien-être, plénitude). On peut avoir une réaction physique sans avoir de réaction émotionnelle associée.

➤ *L'éjaculation précoce : « ça part trop vite... »*

Pierre, 28 ans, se plaint d'éjaculation précoce. Il vient en consultation accompagné de son amie avec qui il vit depuis six ans. Celle-ci est inquiète et malheureuse : « Je n'ai pas de plaisir. S'il se retenait un peu plus, j'en aurais sûrement davantage. Peut-être même que j'arriverais à l'orgasme, je n'arrête pas de le lui dire. Mais, après, il se détourne et me laisse tomber. Il n'arrête pas de répéter qu'il est un raté, qu'il n'y arrivera jamais. Il me dit même d'aller voir ailleurs. Je n'en ai pas envie... »
De son côté, l'homme affirme n'avoir jamais eu de problème sexuel lors de ses expériences passées, peu nombreuses et de courte durée. Son amie actuelle est la première femme avec laquelle il se stabilise affectivement, et c'est avec elle que l'échec est le plus durement ressenti.
Il se décrit comme quelqu'un de stressé, anxieux, timide et introverti (à la différence de son amie beaucoup plus expressive). Il évoque également des états de panique et des crises d'angoisse plus ou moins fortes dès qu'il doit faire face à une situation conflictuelle ou difficile à vivre (dans son travail, en famille, en couple, etc.).

— *Pierre se pose différentes questions* : Comment apprendre à contrôler mon éjaculation pour donner plus de plaisir à ma partenaire ? Est-ce que mon stress quotidien influe sur

ma sexualité ? Ai-je une anomalie physique qui explique mon problème ?
— *Son amie se pose également des questions* : Suis-je assez désirable ? Pierre est-il l'homme qui me convient ? Est-il capable de me donner du plaisir ?
— *« Je » me pose les questions suivantes* : Cet homme souffre-t-il d'éjaculation précoce ? Quelle est la place du problème sexuel dans son état de stress général ? Quel est le rôle de sa partenaire ? Comment va ce couple ? Quel est le premier objectif à travailler ? Quel type de traitement vais-je leur proposer ?

Bien que cela soit le trouble sexuel le plus fréquent chez l'homme (20 % de la population masculine a ou a eu ce problème de manière transitoire ou permanente), ce n'est pas forcément le plus simple à prendre en charge.

Beaucoup d'hommes n'ont pas conscience du problème, car leurs partenaires se satisfont malgré tout du plaisir qu'elles reçoivent. Dans d'autres couples, on évite d'en parler, ce qui entraîne le maintien du problème pendant des années. Souvent, c'est lorsque la femme évoquera son manque d'orgasme que l'homme s'apercevra de son problème.

Attention, toutefois : il n'y a pas forcément de lien entre l'absence d'orgasme et l'éjaculation précoce : l'homme peut avoir une éjaculation précoce avec une partenaire ayant un orgasme satisfaisant comme l'homme peut ne pas présenter d'éjaculation précoce avec une partenaire présentant une anorgasmie. Si les deux problèmes peuvent être liés, ils peuvent aussi être simplement concomitants : le traitement de l'un n'améliorera pas l'autre.

D'une façon générale, il y a, dans l'éjaculation précoce, une hyperexcitabilité sexuelle, qui peut être accentuée par la raréfaction des rapports. S'y ajoute une excitabilité « nerveuse », liée au stress de l'échec et à l'envie de réussir à tout prix, qui augmente l'excitation totale et facilite l'approche rapide du niveau limite à ne pas dépasser pour ne pas éjaculer. Nous l'avons déjà signalé, un homme a obligatoirement besoin de sentir venir son excitation pour ne pas se laisser dépasser par elle.

C'est :

— *le trouble sexuel masculin le plus fréquent* ;

— *un problème de gestion d'excitation* ;

— *un problème toujours lié à une précipitation* dans le rapport sexuel avec anticipation négative du résultat (tendance à penser au résultat orgasmique avant de commencer) ;

— *un trouble très rarement lié à un problème physique.* Toutefois un problème douloureux ou infectieux au niveau de la verge (frein court, phimosis) peut déclencher une éjaculation précoce (« plus j'ai mal, plus je termine vite ») ;

— *un problème qui peut entraîner un trouble d'érection,* un trouble du désir ou une absence d'éjaculation, surtout s'il se prolonge ;

— *un problème toujours associé à des ruminations anxieuses* dont les thèmes sont en rapport avec la conception masculine de la sexualité « normale » (il faut réussir et déclencher l'orgasme de son partenaire) ;

— *un problème parfois associé à des conflits psychiques internes* plus ou moins anciens chez l'homme ou dans le couple (vengeance inconsciente vis-à-vis du partenaire ; autopunition vis-à-vis de soi-même) ;

— *un problème très souvent renforcé par la réaction de la partenaire* face au trouble (paroles malencontreuses, tension conjugale, obligation d'orgasme).

Ce n'est pas :

— *un problème lié à une hypersensibilité du gland* ou de la verge ;

— *un problème lié à la présence ou non de l'orgasme féminin.* On peut déclencher un orgasme chez sa partenaire et être

éjaculateur précoce ; on peut ne pas déclencher d'orgasme chez sa partenaire et ne pas être éjaculateur précoce ;
— *un problème lié uniquement au nombre de mouvements* de va-et-vient dans le vagin ;
— *un problème lié au temps passé* dans le vagin ;
— *un problème d'érection*[1].

➤ *Les causes psychosexologiques*

Les causes peuvent être superficielles. Citons :
— La rareté des rapports sexuels qui augmente l'excitation par manque de régularité.
— Le faible apprentissage de la sexualité, méconnaissance du niveau de contrôle nécessaire dans l'excitation et répétition de l'inefficacité sexuelle.
— La mise en place d'un réflexe d'inhibition et d'appréhension de l'échec après des premiers rapports sexuels ratés en raison des circonstances.
— L'asthénie, la fatigue, le mal-être.
— La présence d'une autre dysfonction sexuelle, masculine ou féminine.

Les causes peuvent être profondes. Ce sont :
— L'accumulation des facteurs de stress liés à la personnalité de l'homme ou la présence d'une angoisse « flottante » dans la vie quotidienne.
— La tendance à l'introspection, à garder pour soi, à éviter l'expression des émotions.
— L'absence d'extériorisation de la colère ou de l'agressivité, qui mène à l'accentuation du bouillonnement intérieur : l'éjaculation précoce permet l'« élimination explosive du trop-plein ».

1 Voir p. 71.

— La peur du sexe féminin ou de la femme, qui peut se traduire par une précipitation comme s'il s'agissait d'en terminer au plus vite avec le rapport sexuel.
— La présence d'un état asthénodépressif ancien, qui favorise l'absence d'épanouissement et de satisfaction sexuelle.

➤ *Les causes relationnelles et conjugales*

— Une partenaire paralysante ou inefficace peut, par ses mots ou ses gestes, jouer un rôle de renforçateur d'échec et accentuer la vision négative de la sexualité et de l'homme.
— En cas de conflits conjugaux liés à une absence de communication ou à des relations de pouvoir, l'éjaculation rapide peut être utilisée par l'homme comme une manière d'agresser symboliquement sa partenaire.

➤ *Les causes fonctionnelles et organiques*

Toute douleur locale (verge, testicules) ou générale (osseuse, articulaire, neurologique) peut conduire à « bâcler le travail sexuel » et à négliger l'activité génitale. Il en va de même d'une douleur apparaissant lors de la pénétration liée, par exemple, chez l'homme à un phimosis et chez la femme à un problème somatique vaginal[1].

---

1 Voir p. 63.

LE CYCLE D'ÉCHEC DE L'ÉJACULATION PRÉCOCE

Je suis excité

↓ *donc...*

J'ai une érection

↓ *donc...*

Je dois (j'ai envie de) pénétrer

↓ *donc...*

La pénétration va (doit) déclencher l'orgasme, je ne dois pas m'arrêter

↓ *donc...*

Augmentation de l'excitation physique et mentale (excitation sexuelle et stress)

Si : Crainte de l'échec
Appréhension
Obligation de résultat
regard négatif
de ma partenaire

↓

Éjaculation précoce

Si : Climat complice,
calme serein, pas
d'appréhension du résultat
pénétration non obligatoire

↓

Éjaculation contrôlée
et rapport sexuel satisfaisant,
quel que soit le résultat

L'éjaculation retardée ou l'anéjaculation : « cela ne part pas assez vite », « cela ne sort pas »

Très souvent, l'homme ressent l'absence d'éjaculation comme un blocage, une tension, un frein, un spasme, survenant après un temps d'excitation. Nous sommes donc devant une difficulté (l'éjaculation retardée) ou une impossibilité d'éjaculation (l'anéjaculation), alors que l'excitation sexuelle est normale.

L'un des problèmes centraux, comme pour certaines formes d'anorgasmie féminine, est la peur de lâcher prise, le besoin de maîtrise, la difficulté à se laisser aller à ses sensations, donc au plaisir et à l'orgasme.

On distingue généralement l'anéjaculation associée à une excitation tout à fait normale et qui « verrouille » au moment de l'éjaculation (ce qui empêche l'extériorisation du sperme), et l'anéjaculation par absence de désir et d'excitation.

> *J'ai l'impression d'être très excité, je sens que cela pourrait venir, mais ça bloque…*
> *J'ai peur de me laisser aller à ce que je ressens ; c'est d'ailleurs pareil dans la vie quotidienne, je ne dis pas ce que je pense…*
> *Je ne ressens rien, j'ai besoin d'autre chose pour m'exciter…*
> *Je n'aime pas le sperme, ça me dégoûte…*
> *J'aime bien me maîtriser dans la vie de tous les jours ; je me contrôle tout le temps. Si je lâche, je risque d'aller trop loin et de ne plus pouvoir revenir en arrière…*
> *Je ne me laisse jamais aller…*
> *Je contrôle tout dans ma vie, tout doit être parfait, je ne suis heureux que si j'arrive à aboutir aux résultats escomptés…*
> *Je suis très sérieux, la sexualité me gêne. Je ne supporte pas quand je suis excité, je n'arrive pas à contrôler mes fantasmes. Ce n'est d'ailleurs pas très propre, je me sens coupable…*
> *Quand ma femme me caresse, je suis tendu, j'ai peur…*

Je n'ose pas m'exprimer. J'ai grandi dans le silence et l'interdit... C'est mal de se laisser aller dans la sexualité, c'est du temps de perdu...

C'est :

— *un trouble souvent découvert au cours d'un bilan d'infertilité* (difficulté à avoir un enfant par absence d'éjaculation) ;
— *un problème qui peut être primaire,* lorsqu'il a toujours existé, *ou secondaire,* lorsqu'il survient après une période de « fonctionnement » correct ;
— *un problème soit global, soit circonstanciel,* lorsqu'il dépend du type d'activité sexuelle ou du partenaire (l'éjaculation peut être correcte par masturbation, mais impossible en intravaginal ou lors d'une stimulation faite par le partenaire) ;
— *un problème qui se traduit parfois par une éjaculation dite « baveuse »,* après de nombreux efforts ;
— *un problème souvent lié soit à un manque d'excitation* (on est trop loin du niveau nécessaire à l'éjaculation), *soit à une trop forte excitation* (on est tellement excité qu'on bloque au moment de l'éjaculation) ;
— *un problème très souvent lié à une personnalité anxieuse,* phobique, parfois évitante, parfois rigide et méticuleuse ;
— *un problème parfois d'origine organique* (troubles hormonaux, médicaments, etc.) ;
— *un problème qui est toujours associé à une absence d'orgasme ;*
— *un problème parfois associé à d'autres troubles sexuels :* dysfonction érectile chez l'homme ou dyspareunie chez la femme ;
— *un problème qui est toujours fonction des réactions du partenaire* face au trouble (une réaction positive apaise ; une réaction négative angoisse).

Ce n'est pas :

— *une éjaculation rétrograde,* laquelle se traduit par la présence d'un orgasme mais sans éjaculation extériorisée

(l'éjaculation se fait dans la vessie). Ce phénomène survient le plus souvent à la suite d'une opération chirurgicale, notamment de la prostate ;
— *une éjaculation sans plaisir* (éjaculation anhédonique) ;
— *un problème d'inhibition du désir uniquement* (l'absence d'envie, le manque d'attirance ou la peur empêche tout intérêt pour le rapport sexuel avec, pour conséquence, une anéjaculation réactionnelle par désintérêt).

➤ ***Les causes psychosexologiques***

On distingue deux grands types de causes :

1. Le manque d'excitation qui empêche d'atteindre un niveau suffisant pour permettre l'éjaculation.
2. La trop forte excitation qui conduit au blocage au moment de l'éjaculation.

Nous trouvons très fréquemment chez les hommes présentant une éjaculation retardée ou une anéjaculation un type de personnalité particulier dominé par le besoin de maîtrise, de contrôle, avec peur de s'abandonner et de se laisser aller au plaisir.

Parmi les facteurs psychologiques souvent impliqués, on peut citer :

— Le contexte éducatif avec absence ou méconnaissance de la notion de plaisir.
— Le manque d'apprentissage de la sexualité.
— La peur de la pénétration, la peur de la femme et du sexe féminin, la phobie du sperme (souillure).
— La peur de l'abandon, du laisser-aller, de la perte de contrôle.
— La culpabilité face à l'imaginaire érotique et fantasmatique.
— Les antécédents de traumatismes sexuels.
— La vision négative de son corps.
— La problématique liée au désir d'enfant dans le couple.
— La conjugopathie ou agressivité envers son partenaire.

LE CYCLE D'ÉCHEC DE L'ANÉJACULATION

Pensées parasites		Troubles émotionnels et physiques		Résultats comportementaux
Je n'y arrive pas Il faut que je me laisse aller « Relaxe-toi » Je suis fatigué Attitude de spectateur	*donc* →	Tension interne Douleur de la verge Contrôle de la situation	*donc* →	Anéjaculation

➤ *Les causes fonctionnelles et organiques*

Elles sont rares. On peut toutefois citer :

— Les causes neurologiques. Ce sont les conséquences de l'alcoolisme, du diabète, de l'insuffisance rénale et d'autres maladies entraînant des atteintes du circuit neurologique de l'éjaculation.

— Les causes médicamenteuses. On retrouve les médicaments sédatifs, notamment les psychotropes (certains antidépresseurs, neuroleptiques, anxiolytiques ou hypnotiques) et les antihypertenseurs, qui peuvent, en diminuant l'excitation, agir sur la survenue de l'éjaculation.

— Les causes endocriniennes. Les troubles hormonaux avec une baisse du désir associée[1] peuvent conduire à une anéjaculation par manque de fabrication ou de sécrétion de sperme.

— Les causes urologiques. Elles sont parfois associées aux causes neurologiques. Certains hommes se plaignent,

1 Voir p. 53.

après une intervention chirurgicale sur la prostate, de ne plus avoir d'éjaculation ; ils présentent en fait une éjaculation rétrograde et non une anéjaculation. Le médecin urologue doit les informer après l'intervention et leur expliquer le mécanisme de ce problème malheureusement irréversible dans l'état actuel de la recherche médicale. L'examen urologique est très utile également en cas de soupçon d'une pathologie urologique (notamment les pathologies congénitales).

L'anorgasmie : « je n'ai pas de plaisir »

Anne-Sophie, 32 ans, se plaint d'anorgasmie vaginale, alors qu'elle peut, sans difficulté, avoir un orgasme par stimulation du clitoris.
Elle reconnaît elle-même qu'elle est « obsédée » par cette absence d'orgasme et que cette pensée envahit son jeu sexuel dès le début. Cette obsession est renforcée par les attentes de son partenaire, très attentif à toutes les manifestations de plaisir.
Il n'y a pas, à proprement parler, dans son histoire d'événements flagrants permettant d'expliquer le trouble. Le lâcher-prise semble le principal problème de cette femme à la personnalité perfectionniste, qui contrôle son quotidien et laisse peu de place aux émotions.
De fait, la découverte de l'orgasme a eu lieu après un repas un peu arrosé. Ce soir-là, Anne-Sophie a pu s'autoriser à vivre dans son imaginaire les fantasmes qu'elle s'était interdits jusque-là. Elle s'est également permis d'exprimer à haute voix ses désirs et ses attentes, elle a été un peu plus présente. Elle a réussi à « lâcher » son corps et à s'abandonner à ses sensations. Cette première expérience a « débloqué » la situation.

Un des problèmes principaux de l'anorgasmie féminine est lié à la définition même du problème. Pendant de nombreuses années, les spécialistes ont, en effet, distingué deux orgasmes, l'orgasme clitoridien et l'orgasme vaginal. Depuis, les recherches scientifiques ont montré que, quel que soit le type d'orgasme, clitoridien ou clitorido-vaginal, le point de départ est toujours le clitoris, qu'il soit stimulé directement ou lors des mouvements intravaginaux en utilisant certaines positions.

Si la stimulation est uniquement localisée sur le clitoris, nous avons un orgasme clitoridien ; si la stimulation associe le clitoris et le contact intravaginal au cours de la pénétration, s'il y a donc deux sources d'excitation parallèles, l'orgasme est clitorido-vaginal. Plus diffus, plus global, ce dernier est souvent considéré comme plus libérateur. Il ne faut pas oublier malgré tout que l'un des facteurs essentiels est lié à la capacité d'abandon et de dépassement de la peur de l'inconnu. Là encore comme pour les troubles éjaculatoires masculins, il y a une différence entre la réaction physique (excitation du clitoris, contraction vaginale...) et la réaction émotionnelle (plénitude, abandon...)

C'est :

— *une absence d'orgasme ou un retard* dans la survenue de l'orgasme (la frigidité, elle, est liée à une inhibition du désir[1]) ;

— *un problème primaire* lorsqu'il a toujours existé : les causes sont alors quasiment toujours psychologiques. C'est un problème *secondaire* lorsqu'il survient après une période de sexualité satisfaisante ;

— *un trouble qui peut être total* (absence de plaisir lors de la stimulation du clitoris et lors de la pénétration) ou *partiel* (maintien du plaisir dans l'un des deux cas) ;

---

1 Voir p. 54.

— *un trouble qui peut être circonstanciel* et ne survenir qu'avec certains partenaires ou dans certaines situations (lieu, fantasmes, etc.) ;
— *un problème caractérisé au départ par le maintien du désir* sexuel, de l'excitation et de la lubrification. À long terme, toutefois, le trouble évolue vers une inhibition du désir sexuel (« comme je n'ai pas de plaisir, je n'essaie plus ») ;
— *un problème très souvent lié à la peur* de se laisser aller au plaisir, ou d'aller vers l'inconnu ;
— *un problème parfois lié à un partenaire* trop rapide, à un couple trop routinier (on bâcle le rapport sexuel).

Ce n'est pas :
— *uniquement un problème féminin*[1] ;
— *un problème lié à une anomalie médicale,* sauf en de très rares cas de troubles hormonaux ou neurologiques ;
— *un problème de désir* ;
— *systématiquement la faute du partenaire,* même s'il y a trouble de l'éjaculation ou de l'érection.

➤ *Les causes psychosexologiques*

On peut citer, parmi les causes les plus fréquentes :
— Le manque d'apprentissage ou la mauvaise image du corps.
— Le contrôle de soi ou la peur de se laisser aller.
— La peur de l'inconnu ; la peur de l'autre ou la peur de soi.
— La culpabilité et l'interdiction de tout facteur d'excitation (absence de fantasmes, par exemple).
— Les traumatismes de l'enfance et de l'adolescence.
— L'anxiété, le stress, l'asthénie physique et psychique, quelle qu'en soit la cause.

1 Voir p. 84 sur l'éjaculation sans orgasme ou l'anéjaculation chez l'homme.

➤ *Les causes relationnelles et conjugales*

Ce sont le plus souvent :
— Les troubles de la communication dans l'établissement du jeu amoureux (désir non exprimé de ce que l'on veut ou ne veut pas).
— La conjugopathie.
— L'inexpérience du partenaire.
— La présence d'une autre dysfonction sexuelle (éjaculation précoce ou impuissance).

➤ *Les causes fonctionnelles et organiques*

Elles sont rares mais, quand elles existent, elles sont le plus souvent de nature neurologique, chirurgicale, hormonale ou médicamenteuse (les sédatifs, par exemple).

LE CYCLE INFERNAL DE L'ANORGASMIE*

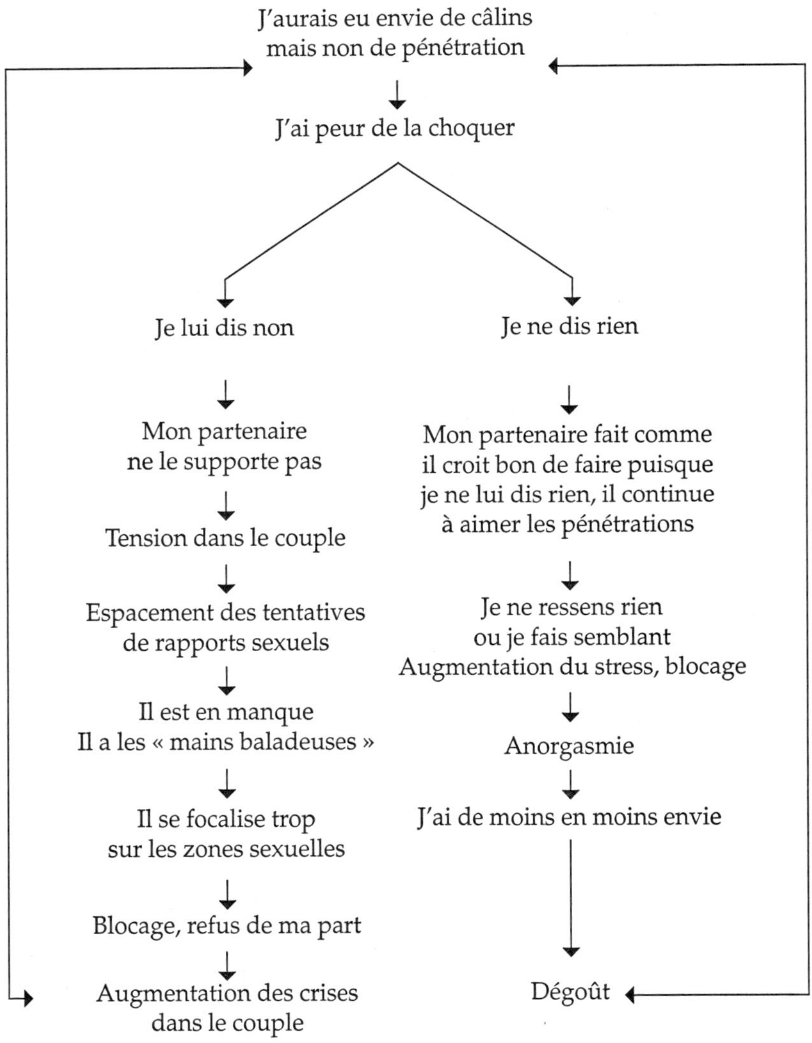

* Le cycle infernal est le même dans l'anorgasmie que dans l'inhibition du désir.

Chapitre 3

Comment vivez-vous la situation ?

Quel que soit le trouble sexuel, nous pouvons le décrypter de quatre manières différentes. Il faut savoir que, face à un problème, nous avons toujours plusieurs registres qui s'expriment en fonction de notre histoire, de notre personnalité, de notre manière d'être :

1. Le registre du corps (émotions, sensations).
2. Le registre des pensées (cognitions, croyances).
3. Le registre des comportements, (attitudes).
4. Le registre de l'entourage (la réaction de l'autre face à mon problème).

Tous les secteurs sont en interaction les uns avec les autres : l'image négative de soi (corps) peut accentuer les ruminations (pensées), aggraver les rituels de répétition (comportements) et déstabiliser le couple (entourage).

Face à ce problème sexuel, certains réagissent dans leur corps (panique anxieuse, stress) ; d'autres dans leur tête (ruminations, scénarios catastrophes, fantasmes obsédants) ; d'autres dans leur comportement (fuite ou répétition des rapports sexuels) ; certains ne réagissent pas, c'est leur partenaire qui le fait. Ainsi, les conséquences vont de l'indifférence à l'agressivité contre soi (dépression, culpabilité) ou contre l'autre (projection de la responsabilité sur le conjoint) en passant par la compensation (« j'ai autre chose de plus important à faire... ») ou par l'obsession de la réussite (répétition des tentatives).

EXEMPLES D'EXPRESSIONS DES PROBLÈMES SEXUELS			
Le corps, les émotions	Les pensées, les cognitions	Les comportements, les actes	L'entourage
Stress. Anxiété. Image négative du corps. Insensibilité (anesthésie). Contrôle sous tension maîtrisée. Méconnaissance du corps. Maladies physiques.	Absence d'imaginaire ou de fantasmes. Interdits de l'imaginaire ou de fantasmes. Pensées parasites. Ruminations. Peurs. Idées dépressives. Idées fausses, principes erronés.	Fuite, évitement. Rituels de répétition. Passages à l'acte agressifs. Inhibition, blocage des actes. Hyperactivisme.	Surinvestissement de secteurs extrasexuels. Attitude du partenaire. Réaction familiale. Choix du conjoint. Système social. Interdits légaux ou culturels. État du couple.

Ce que je ressens physiquement

C'est le domaine du corps et des émotions.

La peur

Les émotions (colère, peur, tristesse, joie...) sont des ressentis psychiques, en rapport avec des événements particuliers. Ces ressentis sont accompagnés de manifestations comportementales (fuite, exubérance, repli, rapprochement) et de manifestations physiologiques (palpitations, tremblements, sudation, pleurs, sécheresse de bouche, maux de ventre, boules dans la gorge...).

Présentes dans toute réaction sexuelle, ces émotions prennent parfois, dans certaines circonstances, des proportions qui, par leur intensité et leur fréquence, dépassent les capacités de contrôle et de gestion. Elles peuvent être alors la cause ou la conséquence d'un problème sexuel. Ainsi, la peur d'avoir mal au cours d'un rapport sexuel peut entraîner une impossibilité de pénétration et, donc, une incapacité orgasmique ; inversement, un échec sexuel lié à un problème d'érection peut entraîner une anxiété qui augmentera et fera craindre de nouveaux échecs.

Les émotions retrouvées sont les suivantes :

— *La peur* : elle porte souvent sur un objet réel et précis : peur de la pénétration, peur du sexe masculin, peur de l'orgasme...

— *L'appréhension* : c'est une peur anticipatoire : appréhension de l'échec ; appréhension des réactions du partenaire...

— *L'anxiété ou l'angoisse* : ce sont des peurs sans objet : anxiété de performance, peur de l'inconnu, peur de se laisser aller au plaisir...

Il existe des variantes de l'anxiété et de l'angoisse chez certaines personnes présentant des difficultés sexuelles :

— *La panique,* qui est une crise d'angoisse survenant, par exemple, au cours d'un premier rapport sexuel.

— *La terreur,* qui est une peur extrême, paralysante, retrouvée dans des situations sexuelles traumatisantes.

— *La timidité ou la gêne,* qui sont fréquemment présentes lors des premiers contacts sexuels, où l'inhibition et la méconnaissance prévalent.

Dans ce contexte, il arrive, mais heureusement assez rarement, qu'apparaissent des signes de dépression avec vision négative de soi, vision négative des relations avec autrui et vision pessimiste de l'avenir.

Le stress

Derrière la peur, l'angoisse, l'anxiété, il y a toujours du stress. Le stress est une réaction de l'organisme lorsque celui-ci est soumis à un problème physique ou psychique auquel il doit faire face.

Nous savons tous que, devant un problème, notre première réaction sera une réaction d'alarme, comme si nous nous préparions à réagir. Cette réaction peut être stimulante et excitante au départ. Mais, très rapidement, quand le stress continue ou quand de nombreux petits stress s'accumulent, la répétition des échecs amène à une phase de résistance, où l'on puise dans ses réserves, avant d'arriver à une phase d'épuisement qui peut conduire à des désordres physiques et psychiques.

Souvent, afin d'éviter l'épuisement, nous allons fuir, pour ne pas être confronté à la situation stressante et à ses conséquences. L'évitement est une attitude très fréquente face à un problème sexuel.

— *Les événements de vie.* De nombreux événements de vie peuvent amener à l'apparition du stress, notamment lorsqu'ils ont une forte charge émotionnelle : décès, conflits, séparation, maladie grave, perte d'emploi, changement de travail, déménagement, dettes, etc. Tous ces événements agissent sur la personne et, notamment, sur sa sexualité, avec une accentuation du niveau global d'émotion.
— *Les stresseurs quotidiens.* Parfois, nous retrouvons non pas des événements de vie, à forte charge émotionnelle, mais des stresseurs quotidiens dont la charge émotionnelle est plus faible mais qui fragilisent néanmoins. Parmi ces stresseurs : les horaires de travail, l'organisation de la vie familiale, les tâches ménagères, l'éducation des enfants, les transports, etc.

Stress, angoisse, anxiété, panique, peur : s'il y a un domaine où ces émotions se retrouvent, insidieuses ou franchement envahissantes, c'est bien la sexualité. Tant que « cela marche, pas de problème, on ne se pose pas de questions. Mais dès que l'échec, la panne arrive, on stresse, on insiste, on s'épuise ou on évite, et tout cela ne fait que renforcer le problème ».

Luc racontait que, chaque fois qu'il avait la possibilité d'avoir un rapport sexuel, il commençait à suer à grosses gouttes, à se crisper, à avoir mal au ventre, si bien qu'il devait interrompre le rapprochement avec sa partenaire.
Thierry s'énervait tellement sur sa verge au cours du rapport sexuel qu'il ne faisait plus attention à sa partenaire qui était utilisée comme un « punching-ball » ou une « poupée gonflable ».

Nous nous rendons compte qu'au travers de la mise en acte de la sexualité et de l'« éventualité potentielle » de l'apparition d'un trouble, différentes émotions peuvent apparaître, toutes orientées vers l'anxiété et le stress. Elles sont d'autant plus accentuées qu'elles sont proportionnelles aux pensées ruminatoires.

Évaluez vos émotions

Cette auto-observation va vous aider à mieux connaître vos émotions avant, pendant et après un rapport sexuel. Les émotions qui précèdent le rapport influent sur l'état d'esprit dans lequel le jeu sexuel va se dérouler. Les émotions à la fin du rapport jouent un rôle important dans l'apparition d'un cycle d'échec ou d'un cycle de réussite.

Ce test est à compléter seul (mais votre partenaire peut le remplir de son côté). En le refaisant plusieurs fois de suite, vous vous rendrez peut-être compte de la répétition des mêmes émotions stimulantes ou inhibantes. C'est à vous de voir si ces émotions favorisent ou non votre sexualité : il n'y a pas de jugement de valeur ou de norme.

Posez-vous la question suivante : « Avant, pendant, après le rapport sexuel, j'éprouvais du/de la... ». Choisissez ensuite le chiffre qui correspond le mieux à l'intensité de votre émotion :

Tout à fait faux : – 3	Tout à fait vrai : + 3
Faux : – 2	Vrai : + 2
Un peu faux : – 1	Un peu vrai : + 1
Neutre : 0	

Les émotions cotées à + 3 sont jugées très caractéristiques d'une personne.

	Avant le rapport sexuel	Pendant le rapport sexuel	Après le rapport sexuel
Désir			
Excitation			
Passion			
Affection			
Tendresse			
Attirance érotique			
Amour			
Soulagement			
Plaisir			
Amusement			
Joie			
Satisfaction			
Bonne humeur			
Surprise			
Jalousie			
Mépris			
Colère			
Haine			

Agressivité			
Répugnance			
Frustration			
Mauvaise humeur			
Pitié			
Solitude			
Insécurité			
Humiliation			
Gêne			
Nostalgie			
Culpabilité			
Regrets			
Déception			
Dépression			
Tristesse			
Souffrance			
Peur			
Anxiété			
Nervosité			
Appréhension			

Testez votre sensorialité et celle de votre partenaire

Certains se laissent plus facilement aller avec tel sens ; d'autres se bloquent très rapidement avec tel autre. D'autres encore peuvent jouer indifféremment avec tous les sens. Le langage sexuel, à côté des mots, est aussi le langage des sens. Il est donc essentiel de savoir avec quel sens on est à l'aise ou pas ; cela facilite la communication à deux.

➤ *Explorez chacun de vos sens en faisant, chaque fois, abstraction de tous les autres*

Le toucher

Ce n'est pas seulement le contact des mains ou des doigts sur le corps. C'est le contact de n'importe quelle partie du corps sur n'importe quelle partie du corps (bouche, lèvres, langue, sexe, peau), et toutes les combinaisons sont possibles. C'est aussi le contact avec un tissu (un vêtement, par exemple) ou des sécrétions (le sperme, par exemple). Le toucher est aussi associé à la pression des caresses qui peuvent être ressenties positivement ou négativement.

La vision

C'est le regard sur mon corps, sur le corps de mon partenaire, nu ou habillé, la vision des mouvements, des positions, du corps excité. C'est aussi la vision du lieu dans lequel le jeu amoureux se déroule. C'est, enfin, tout ce que je vois en fermant les yeux (fantasmes, pensées, images, peurs).

L'audition

Ce sont les sons, les mots exprimés, la musique du langage, aussi bien m'entendre et m'écouter qu'entendre et écouter mon partenaire. C'est aussi le contexte positif ou négatif : l'ambiance, les bruits agréables ou désagréables, ce qui va exciter mon désir ou le parasiter.

Le goût

C'est le contact de ma salive, de ma langue, de mon palais sur le corps de mon partenaire (quelle que soit cette zone du corps). Le goût se rapproche souvent de l'olfaction : on « sent » le goût. Les deux sens sont proches l'un de l'autre : souvent, quand je goûte quelque chose, je le sens en même temps. Il y a le goût amer, acide, sucré ou fade de la peau, de la salive, des muqueuses, des sécrétions.

L'odorat

Ce sont les odeurs naturelles des corps (l'haleine, la sueur, les sécrétions, etc.), mais aussi les parfums associés à l'érotisme ou aux usages quotidiens. Ce sont enfin les odeurs autour de moi, dans l'environnement.

➤ ***Posez-vous maintenant les questions suivantes :***

— Avec quel sens suis-je le plus à l'aise ? Le plus mal à l'aise ?

— Avec quel sens mon partenaire est-il le plus à l'aise ? Le plus mal à l'aise ?

— Quelles sont les combinaisons de sens que je préfère ? Que mon partenaire préfère ?

— Quel sens m'excite le plus ? Quel sens excite le plus mon partenaire ?

— Quel sens me bloque le plus ? Quel sens bloque le plus mon partenaire ?

— Mon partenaire est-il au courant de ce que j'aime ou déteste le plus sur le plan sensoriel ?

— Suis-je au courant de ce que mon partenaire aime ou déteste le plus sur le plan sensoriel ?

— Est-ce que je sais quelle ambiance, quel climat sensoriel favorise la sexualité de mon partenaire ?

— Est-ce que mon partenaire sait quelle ambiance, quel climat sensoriel favorise ma sexualité ?

Ce que je me dis dans ma tête

C'est le domaine des cognitions et des schémas de pensée. Il s'agit de tous les processus de pensée (ruminations, pensées parasites, scénarios catastrophes) qui sont systématiquement présents lors du trouble sexuel, quelle qu'en soit la cause.

Je ne vais pas y arriver, je ne suis pas à la hauteur, je n'en suis pas capable. Qu'est-ce que mon partenaire va penser de moi ? Sûrement qu'il (elle) va me quitter. Je ne suis pas normal(e)...
Il faut que je réussisse. Il faut que ça marche...
Si mon sexe fonctionne, ouf, je suis sauvé. Sinon, c'est fichu.
Il faut que je réessaie. J'espère que... Il faut que je me concentre, que je me laisse aller. Ça y est, cela va être bien... Non... C'est fichu...

À retenir

À trop réfléchir et penser, on finit par discourir sur le sexe et ne plus vivre dans son corps.

Les pensées parasites affectent souvent :
— Les personnes dites « intellectuelles » qui vivent la sexualité dans leur tête plus que dans leur corps, qui analysent le sexe comme le reste de leur vie. Le problème, c'est évidemment le manque de spontanéité, d'émotions exprimées, la volonté de contrôle et de maîtrise et la difficulté à lâcher prise.
— Les personnes envahies par la peur de l'échec ou qui croient à la performance obligatoire et au résultat à tout prix. Beaucoup d'hommes passent par ce type de fixation et se focalisent sur le but à atteindre : l'orgasme de la femme.

Prenons successivement deux exemples : l'anorgasmie féminine et les troubles de l'érection masculine, et voyons d'un peu plus près comment, souvent, vous pouvez réagir. Le caractère systématique des conséquences sera d'autant plus flagrant que j'entretiendrai un certain nombre d'idées fausses et de croyances erronées. En voici quelques exemples.

Il faut émettre un certain nombre de décibels, l'orgasme doit s'entendre…
L'orgasme vaginal est beaucoup plus difficile à atteindre que l'orgasme clitoridien…
Se laisser aller donne une mauvaise image de soi : c'est sale, je suis une fille « légère »…
Un homme attend de moi des performances, une femme libérée est une femme qui fait tout ce que l'homme désire…
Une femme « normale » ne peut pas dire à son partenaire qu'elle veut plus de caresses et de douceur, qu'elle ne veut pas systématiquement une pénétration…

IMAGINONS QUE J'AIE L'UN DE CES PROBLÈMES

Anorgasmie, sécheresse vaginale, douleur
↓
Contraction du vagin
↓
Peur d'avoir mal et d'être insatisfaite
↓
Peur du prochain rapport sexuel

Les conséquences de mon problème seront :
— L'évitement, l'hyperinvestissement d'autres satisfactions (travail, loisirs, amies, enfants).
— La peur de la non-réussite.
— La focalisation sur les réactions de l'homme (son excitation, ses mots, ses gestes).
— La recherche d'une plus grande excitation.
— La recherche d'une meilleure lubrification.
— La recherche de plusieurs orgasmes.

IMAGINONS QUE J'AIE L'UN DE CES PROBLÈMES

Trouble de l'érection ou trouble de l'éjaculation

↓

Lâchage de la verge

↓

Peur de l'échec, peur de ne pas réussir, peur de ne pas être à la hauteur, scénario catastrophe, peur des réactions de la partenaire.

Les conséquences de mon problème seront :
— L'anxiété, la dépression, l'évitement.
— La focalisation sur la pénétration.
— La recherche de l'efficacité.
— La caricature du rapport sexuel.
— Les caresses précipitées.
— L'attitude de spectateur : je regarde, je touche mon sexe.

Ces conséquences seront, là encore, d'autant plus systématiques que je garderai en moi un certain nombre d'idées fausses et de croyances erronées.

Pour réussir, il faut tant de mouvements et une verge de telle dimension...
Une femme qui a du plaisir le manifeste bruyamment...
Un homme normal doit réussir tous ses rapports sexuels...
Elle va croire que je suis pervers si je lui dis ce que j'aimerais lui faire...

Les croyances irrationnelles et les distorsions de la pensée conduisent à la mise en place d'une certaine « représentation » de la sexualité, laquelle peut mener à l'apparition de problèmes sexuels. Voici les idées fausses le plus souvent entendues lors de l'analyse des troubles sexuels.

Tant qu'il n'y a pas de problèmes, les croyances sur le fonctionnement sexuel ne sont pas remises en question ; c'est la panne puis la répétition de l'échec qui ébranlent les convictions de chacun.

Évaluez vos croyances irrationnelles

Ce test va vous aider à évaluer les croyances irrationnelles qui parasitent votre sexualité. Vous pourrez identifier les pensées qui vous perturbent le plus.

Répondez par vrai ou faux.

	VRAI	FAUX
1. La pénétration est obligatoire pour mon plaisir.		
2. L'érection doit être permanente pendant le rapport sexuel.		
3. Si je préfère la sensualité à la sexualité, c'est que je ne suis pas normal.		
4. Si je préfère le sexe à la tendresse, c'est que je suis obsédé.		
5. Il faut des dimensions normales aux organes sexuels, sinon le rapport sexuel est impossible.		
6. Le rapport sexuel normal comprend obligatoirement les caresses, l'érection, la lubrification, la pénétration et l'orgasme.		
7. L'homme normal est un homme actif pendant le rapport sexuel.		
8. L'homme a plus de désir sexuel que la femme.		
9. C'est l'éjaculation qui crée l'orgasme.		
10. La sexualité s'arrête à la ménopause.		
11. S'il (ou elle) n'a pas de désir sexuel, c'est qu'il (elle) ne m'aime pas.		

	VRAI	FAUX
12. S'il (elle) m'aime, il (elle) doit avoir envie de rapport sexuel.		
13. S'il (elle) a du désir pour moi, c'est qu'il (elle) m'aime.		
14. Si j'ai une érection, c'est que j'ai un désir sexuel.		
15. S'il a une érection, c'est qu'il a envie d'avoir un rapport sexuel.		
16. Si mon (ma) partenaire agit aujourd'hui avec tendresse, c'est qu'il (elle) a forcément envie de rapport sexuel.		
17. Une femme qui aimerait trop la sexualité serait dangereuse.		
18. Une femme qui serait très active serait une femme qui a forcément eu beaucoup d'expériences.		
19. Une femme qui n'extériorise pas son orgasme par différents signes n'est pas épanouie.		
20. Une femme qui aurait un orgasme par excitation du clitoris et non par la pénétration est bloquée.		
21. Un couple harmonieux doit obligatoirement avoir un orgasme en même temps.		
22. La sexualité est innée et naturelle.		
23. Changer de position, de lieux lors d'un rapport sexuel est typique d'une sexualité très libérée.		
24. Une sexualité libérée est une sexualité bestiale.		
25. Avoir des fantasmes au cours d'un rapport sexuel, c'est tromper son partenaire.		
26. Continuer la masturbation durant la vie conjugale est anormal.		

	VRAI	FAUX
27. Je serai diminué dans l'esprit de mon conjoint si je rate le rapport sexuel.		
28. Si je ne déclenche pas l'orgasme à chaque rapport sexuel, mon (ma) conjoint(e) m'en voudra et ne me respectera pas.		
29. Si je rate, c'est une catastrophe.		
30. Je ne peux être heureux(euse) que si je réussis parfaitement mes rapports sexuels.		
31. Quelqu'un qui rate ses rapports sexuels est un faible.		
32. Les autres réussissent tous leurs rapports sexuels.		
33. Je dois faire aussi bien que les autres si je ne veux pas être inférieur(e) à eux.		
34. Si je réussis mes rapports sexuels, c'est normal.		
35. Si j'échoue, je suis un(e) raté(e).		
36. Les rapports sexuels servent d'abord à avoir des enfants.		
37. Avoir des rapports sexuels pour le plaisir et la jouissance, c'est bestial.		
38. Si j'ai un échec partiel, c'est aussi grave que si j'échoue complètement.		
39. Si une personne que j'aime ne m'aime pas, c'est que je ne suis rien.		
40. On peut obtenir du plaisir dans les rapports sexuels quel que soit le moyen.		

	VRAI	FAUX
41. Ma valeur en tant que personne dépend de ma réussite sexuelle.		
42. Je dois toujours me fixer des buts de plus en plus élevés dans ma sexualité si je veux être considéré(e).		
43. Si je veux être quelqu'un de valable, je dois être exceptionnel(le).		
44. Si je fais une erreur, je dois me sentir coupable.		
45. Si je me pose des questions sur ma sexualité, je m'infériorise.		
46. C'est dégradant d'être désapprouvé(e) par son (sa) partenaire.		
47. Il est possible de se disputer sans que cela remette en question mon couple et mes sentiments.		
48. Il est préférable d'oublier son propre intérêt pour faire plaisir aux autres.		
49. Mon bonheur dépend plus du bonheur de l'autre que du mien.		
50. Je n'ai pas besoin de l'approbation des autres pour être heureux(euse).		
51. Si l'on évite les problèmes sexuels, ceux-ci disparaissent.		
52. Ce que les autres pensent de moi est très important.		
53. Je peux trouver le bonheur sans être aimé(e) par quelqu'un d'autre.		
54. Je dois satisfaire toutes mes envies sexuelles.		

	VRAI	FAUX
55. C'est parce que l'autre me complimente que je m'épanouis.		
56. J'ai du désir sexuel parce que l'autre me montre le sien.		
57. Je ne peux avoir d'orgasme que grâce à la stimulation que me fait mon (ma) partenaire.		

LES IDÉES FAUSSES SUR LA SEXUALITÉ

Chez l'homme

— La pénétration est obligatoire pour le plaisir.
— L'érection doit être constante pendant un rapport sexuel.
— La sensualité, c'est féminin.
— Les rapports sexuels sont impossibles avec un sexe qui n'a pas les dimensions « normales ».
— Un rapport sexuel comporte plusieurs phases (caresses, érection, pénétration) qui sont toutes obligatoires.
— Un homme a plus de désir qu'une femme.
— La sexualité disparaît au troisième âge.
— L'absence de désir sexuel signifie toujours l'absence d'amour.

Chez la femme

— La pénétration est obligatoire pour l'orgasme.
— La femme est passive.
— La femme n'est pas sexuelle.
— La femme est multiorgasmique.
— La femme n'a plus de sexualité après la ménopause.
— L'orgasme clitoridien est insuffisant par rapport à l'orgasme vaginal. C'est le signe d'une sexualité immature.
— L'orgasme de la femme et de l'homme doivent être simultanés.
— La sexualité est innée et naturelle.
— Les fantasmes sont interdits.
— La masturbation est interdite.

Ce que je fais ou ne fais plus

Il s'agit du domaine des comportements et des actes. Il y a, d'une part, l'aspect mécanique du trouble sexuel (baisse de l'érection, rapidité de l'éjaculation, contracture du vagin, par exemple) et, d'autre part, la réaction adoptée face à ce trouble.

Face au problème, deux réactions sont possibles :

1. L'évitement : par peur de l'échec systématique en cas de nouvelle tentative, je vais préférer faire autre chose : hyperinvestir mon travail ou l'éducation de mes enfants, par exemple.

2. La répétition : je réessaie pour voir ce que cela donne, pour vérifier la mécanique sexuelle. Je peux, dans ce cas, adopter :

— Une attitude de spectateur critique : je *regarde* la scène sexuelle et je commente ce qui se passe (« elle aurait dû », « il aurait fallu »). Le spectateur critique n'est jamais content : toute faille, toute panne, toute difficulté est analysée et critiquée. La sexualité est mise à distance, et l'excitation diminue progressivement.

— Une attitude d'acteur insatisfait : je vis la scène sexuelle et je commente ce que je fais (« je devrais, j'aurais pu faire mieux »). L'acteur insatisfait veut toujours plus. Il cherche la performance, la réussite. La sexualité est le lieu d'expérimentation de l'efficacité.

Quels que soient mon comportement et mon attitude, le résultat est le même : ou j'évite et cela me soulage à court terme mais ne résout pas le problème, ou je recommence et je suis tellement tendu que je rate à trop vouloir faire « marcher la machine ».

> **À retenir**
>
> À trop vouloir éviter, on finit par ne plus rien essayer. À trop se focaliser sur ses performances, on finit par être obnubilé par la réussite à tout prix.

Résumons cela dans un schéma.

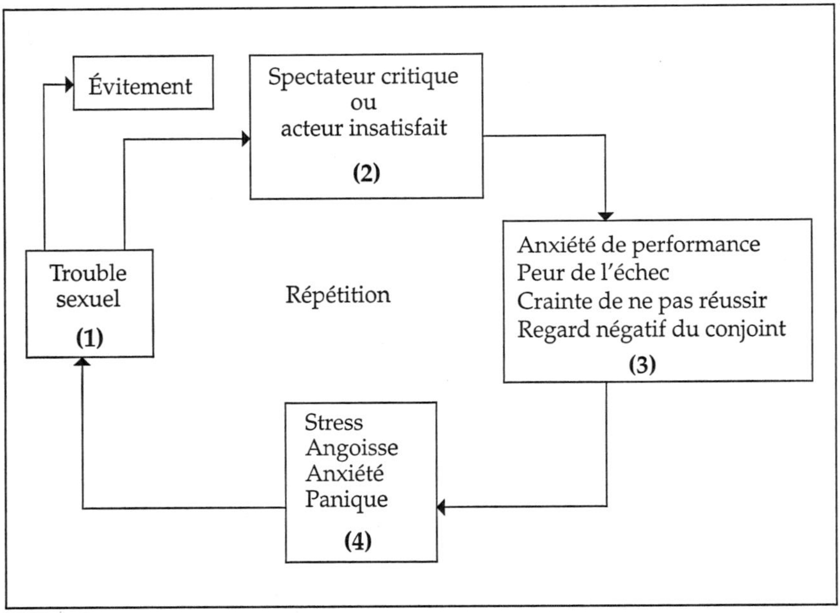

On remarquera le mécanisme de la boucle réflexe. Le trouble peut évoluer du stade 1 au stade 4 en passant par les stades 2 et 3 ou passer du stade 1 au stade 2 en passant par les stades 4 et 3. Quel que soit le sens, il va faire réagir l'individu soit mentalement (les ruminations), soit physiquement (les émotions). Le résultat sera le même, c'est-à-dire le maintien du problème.

Évaluez vos difficultés sexuelles

Les 2 tests suivants vont vous aider à évaluer vos difficultés. Il s'agit de :

1. l'auto-observation de votre sexualité ;
2. l'auto-observation de votre comportement sexuel.

Test 1 : Repérez les phases qui posent des difficultés lors des rapports sexuels.

Le barème :

Très satisfaisant : + 3
Satisfaisant : + 2
Un peu satisfaisant : + 1

Très insatisfaisant : – 3
Insatisfaisant : – 2
Un peu insatisfaisant : – 1

	– 3	– 2	– 1	+ 1	+ 2	+ 3
Désir (j'ai envie).						
Excitation corporelle générale, hors zones sexuelles (sensation physique et mentale).						
Érection.						
Éjaculation.						
Sensation de plaisir.						
Orgasme.						
Laisser-aller, perte de maîtrise et de contrôle.						
Image du corps.						
Sexualité globale.						

	−3	−2	−1	+1	+2	+3
Fréquence des rapports sexuels.						
Attitude de mon (ma) partenaire au cours du rapport sexuel.						
Mon attitude au cours du rapport sexuel.						

Test 2 : Analysez plus précisément les différentes étapes de la rencontre sexuelle.

Vous devez répondre à la question suivante : Dans la situation décrite, suis-je plutôt satisfait(e) ou plutôt insatisfait(e) ? Chaque fois, tracez sur l'échelle visuelle représentée une barre verticale correspondant à votre niveau de satisfaction.

	Très insatisfait	**Neutre**	**Très satisfait**
Le bonheur conjugal (être heureux ensemble, affectivité…).	−5	0	+5
Le climat général du couple (ambiance, complicité, communication…).	−5	0	+5
L'attirance physique pour le (la) partenaire.	−5	0	+5
Mon bien-être personnel global (psychique et physique).	−5	0	+5
Mon bien-être corporel global (image du corps).	−5	0	+5
Ma détente corporelle.	−5	0	+5
Mon niveau de bien-être psychique (moral, pensée positive, humeur).	−5	0	+5
Le climat du couple lors de la relation sexuelle (ambiance au moment du rapport sexuel).	−5	0	+5

L'attitude générale du partenaire (comportement plus ou moins agréable, désagréable...).	– 5	0	+ 5
L'excitation de mon corps, hors zones sexuelles (caresses, massages), par moi-même.	– 5	0	+ 5
L'excitation de mon corps, hors zones sexuelles (caresses, massages), par mon partenaire.	– 5	0	+ 5
L'excitation du corps de mon partenaire, hors zones sexuelles (caresses, massages), par moi-même.	– 5	0	+ 5
La communication verbale dans mon couple pendant le rapport sexuel.	– 5	0	+ 5
L'excitation clitoridienne (sans orgasme) par moi-même.	– 5	0	+ 5
L'excitation clitoridienne (sans orgasme) par mon partenaire.	– 5	0	+ 5
L'excitation clitoridienne (avec orgasme) par moi-même.	– 5	0	+ 5
L'excitation clitoridienne (avec orgasme) par mon partenaire.	– 5	0	+ 5
L'excitation vaginale (sans orgasme) par mon partenaire.	– 5	0	+ 5
L'excitation vaginale (avec orgasme) par mon partenaire.	– 5	0	+ 5
Ma capacité fantasmatique (imaginaire érotique, scénario d'excitation mentale...).	– 5	0	+ 5
Ma capacité à me laisser aller au plaisir (ne plus me maîtriser, ne plus me contrôler, savoir m'abandonner complètement...).	– 5	0	+ 5
Ma capacité à l'érection.	– 5	0	+ 5
Ma capacité à contrôler mon éjaculation.	– 5	0	+ 5
Ma capacité à éjaculer.	– 5	0	+ 5

Ce que l'autre dit ou ne fait plus

Il s'agit des réactions du couple et de l'entourage. Les réactions du conjoint, de l'entourage, sont essentielles dans la vision que j'ai de mon trouble, surtout si je suis très sensible au regard de l'autre, au jugement de l'autre, aux réactions de l'autre (comme si le rapport sexuel était plus fait pour l'autre que pour soi-même).

Hervé vient en consultation avec la demande suivante : « Ma femme, Dominique, pense que je suis éjaculateur précoce ; elle veut que je me fasse soigner. »
Ce couple, marié depuis vingt ans, vit sur un mode dominant/dominé.
Dominique est considérée comme une femme organisée et pragmatique, dotée d'un « fort tempérament ». Elle demande en permanence à son mari d'être plus présent, plus fort, plus viril dans tous les sens du terme, mais elle refuse parallèlement les quelques initiatives qu'il prend. Hervé est considéré comme un inhibé, introverti et peu communicatif. Il demande peu de choses à sa femme, dont il craint les colères.
En fait, tous deux trouvent leur compte dans un non-changement. Dominique aime avoir ce pouvoir ; même si elle n'arrête pas de dire qu'elle voudrait qu'Hervé prenne plus de place, elle fait tout pour que cela ne soit pas possible. Hervé aime ne pas être en première ligne. Même s'il n'arrête pas de penser qu'il aimerait que Dominique lui laisse plus de place, il fait tout pour que cela ne soit pas possible.
Chacun renforce ainsi le problème de l'autre. La passivité d'Hervé accentue l'agressivité de Dominique ; les colères de Dominique accentuent l'inhibition d'Hervé. Sexuellement, la dynamique est la même : l'éjaculation précoce d'Hervé rend

Dominique agressive ; l'absence de soutien et le rejet de Dominique inhibent Hervé.
Tous deux veulent un changement, mais chacun pense qu'il doit venir de l'autre. Tous deux devront comprendre ces mécanismes interactifs s'ils veulent améliorer leur sexualité.

> **À retenir**
>
> À trop vouloir faire plaisir à l'autre, on s'oublie soi-même.
> À trop croire que la solution est dans un changement chez l'autre, on maintient le problème.

Un couple ne peut rester indifférent à la présence d'un problème sexuel. Une mésentente conjugale rend évidemment difficile l'activité sexuelle ; nous en reparlerons plus loin. Ceux qui arrivent à dire qu'un problème peut s'arranger au lit ne sont pas légion. Un rapport sexuel ne résout pas un conflit tant que celui-ci n'a pas été levé par la parole.

À l'inverse, un trouble sexuel non résolu peut finir par altérer une ambiance conjugale, même excellente. L'espacement des rapports sexuels provoque l'agressivité de celui qui est en demande sexuelle, puis la suspicion (y a-t-il quelqu'un d'autre ?) et, enfin, l'indifférence. Celui qui est porteur du trouble peut se sentir coupable et dissimuler sa gêne par le silence, un excès de gentillesse ou des explosions de colère.

Évaluez votre dynamique conjugale

Ce test va vous aider à mieux cerner l'état de votre couple. Il vous permettra d'identifier les secteurs relationnels déficients, que ce soit de votre fait ou du fait de votre conjoint. Attention, toutefois : il est parfois plus facile de juger l'autre que de se juger soi-même ; il est parfois plus facile de vouloir changer l'autre que de se changer soi-même. Gardez donc un « œil » honnête dans votre évaluation.

Vous devez répondre aux deux questions suivantes :

1. Comment jugez-vous les comportements et les attitudes de votre conjoint dans chacun des domaines figurant dans le tableau ci-dessous ?

2. Comment jugez-vous vos comportements et vos attitudes dans chacun de ces mêmes domaines ?

Le barème :

Jugement très négatif : – 3 Jugement très positif : + 3
Jugement assez négatif : – 2 Jugement assez positif : + 2
Jugement un peu négatif : – 1 Jugement un peu positif : + 1

Notez bien :

— La sensualité explore les sens et le plaisir de voir, de toucher, d'entendre votre partenaire et vous-même.
— La sexualité explore le comportement sexuel dans sa totalité, en y intégrant le rapport sexuel.
— Les sentiments explorent les émotions partagées.

	1 (Conjoint)						**2 (Moi)**					
	– 3	– 2	– 1	+ 1	+ 2	+ 3	– 3	– 2	– 1	+ 1	+ 2	+ 3
La participation aux responsabilités ménagères.												
L'éducation des enfants.												
La sensorialité (les différents sens).												

Les sentiments (les émotions partagées).												
La communication.												
La sexualité (le comportement sexuel dans sa totalité).												
Les amis.												
Les loisirs.												
Son activité professionnelle.												
Mon activité professionnelle.												
Son indépendance.												
L'argent.												
Sa famille.												
Ma famille.												
Les disputes.												
La maladie.												

(D'après Azrin M. H., Master B. J., Jons R., « Reciprocity counseling : a rapid learning based procedure for marital counselin », *Behavioral Research and Therapy*, 11, 365-382, 1973.)

Pour conclure

Afin de repérer votre niveau actuel de bien-être ou de mal-être, utilisez l'échelle visuelle ci-dessous. Sexuellement, sur une ligne allant de 0 à 10, vous vous sentez :

0 ———————————————————— **10**

Pas en difficulté **En très grande difficulté**

Mettez un tiret là où vous vous situez.

Si vous décidez de résoudre votre problème sexuel, vous pourrez vous reposer la question au cours de votre programme de changement et à la fin de votre autotraitement.

À retenir

• La sexualité est un apprentissage permanent tout au long de la vie.
• Ne croyez pas, par principe, tout ce que l'on vous raconte ou tout ce que vous voyez (en particulier, les statistiques sur les comportements sexuels).
• Faites-vous votre propre sexualité : votre choix doit être le vôtre, non celui d'une norme. Sachez, toutefois, que la liberté n'est ni dans l'absence de cadre ni dans la permissivité généralisée.
• Faites-vous confiance, respectez-vous, respectez votre partenaire.

Chapitre 4

Quelle est votre histoire ?

Marie-Claire, 38 ans, mariée et mère de trois enfants, vient en consultation pour un vaginisme survenu après la naissance de son deuxième enfant. Ce vaginisme fait suite à une dyspareunie présente depuis le début de sa vie de couple. Avant son mariage, en revanche, sa sexualité était plutôt satisfaisante, quels que soient les partenaires.

L'analyse du symptôme sexuel montre que le vaginisme et la dyspareunie sont liés à l'installation progressive d'une inhibition du désir dans un contexte de désir d'enfant exacerbé. Depuis qu'elle est mariée, Marie-Claire s'est « rangée », comme elle dit. Elle a mis de côté sa sexualité et surinvesti sa maternité et sa vie familiale : l'homme est devenu un père plus qu'un « amant ».

L'histoire familiale met en évidence des carences affectives importantes, une éducation rigide en matière de sexualité et un discours paternel péjoratif quant au sexe féminin, ce qui a progressivement amené au développement d'une image négative de soi et de la féminité.

Comme pour Marie-Claire, nous allons progressivement remonter l'histoire du problème à la recherche d'éléments permettant de répondre à la question : comment le problème a-t-il pû se déclencher, se maintenir, comment fait-il pour parfois disparaître ou s'aggraver ? Nous aborderons l'histoire sexuelle avant d'envisager l'histoire personnelle.

Il faut savoir que, très souvent, il n'y a pas de cause unique expliquant l'apparition du trouble, mais un contexte plurifactoriel associant des facteurs historiques anciens, des facteurs personnels et conjugaux récents et des facteurs organiques ou iatrogènes (liés à certains traitements médicamenteux).

Nous devons, également, distinguer le contexte fragilisant, des déclencheurs. Dans le cas de Marie-Claire, le facteur déclenchant a été le mariage, la venue des enfants et une certaine mésentente conjugale ; les facteurs de fragilisation sont les carences affectives, le rejet du père et la vision négative de la sexualité et de la femme.

Les facteurs de fragilisation ne sont pas, en tant que tels, les déclencheurs du problème ; associés à l'événement déclenchant, ils ont contribué à l'apparition du trouble.

Analysez votre histoire sexuelle

Vous allez maintenant tenter de décrire votre vie sexuelle avant l'apparition du trouble.

— *Si le trouble a toujours existé,* la réponse est rapide : on peut considérer que la sexualité n'a jamais été satisfaisante.

— *Si le trouble n'a pas toujours existé,* demandez-vous quel était votre niveau d'épanouissement sexuel. Pour cela, vous essayez de répondre aux questions suivantes.

Le désir

Qui prenait le plus souvent l'initiative du rapport sexuel ? Quelle était la fréquence des rapports sexuels ? Quel était le contexte, le climat, l'ambiance de notre couple à cette époque ? Quel était mon état de bien-être physique ou psychique ? Comment est-ce que je séduisais mon partenaire ? Comment mon conjoint me séduisait-il ? Quels étaient les moyens, les stratégies que j'utilisais pour éveiller le désir et l'envie ?

Est-ce que j'avais des rapports sexuels par plaisir ou par contrainte ? Est-ce qu'il m'arrivait, parfois ou souvent, de ne pas avoir de rapport sexuel par peur, par absence d'envie ou par dégoût ?

L'excitation

Quel type de caresses est-ce que je trouvais agréables ? Quel type de caresses me bloquaient ? Est-ce qu'il y avait des mots qui me plaisaient ou qui me bloquaient au cours de nos jeux amoureux ? Quels étaient les lieux ou les circonstances qui me plaisaient ou me bloquaient ? Y avait-il des pratiques sexuelles excitantes ou bloquantes ?

Quelles étaient mes sources d'excitation ? Quelles étaient les sources d'excitation de mon partenaire ? Est-ce que j'avais des fantasmes ? Comment est-ce que je réagissais par rapport à mes fantasmes ? Y avait-il une érection ? ou un simple gonflement de la verge sans rigidité ? Y avait-il lubrification vulvaire et vaginale ? Y avait-il une lubrification du gland ? Y avait-il des sensations de douleur ?

L'orgasme

Y avait-il du plaisir ? Y avait-il orgasme ? Est-ce que je faisais la différence entre les deux ? Est-ce que mon partenaire était capable de faire la différence entre les deux ? Quel était mon état de bien-être après le rapport sexuel ? Y avait-il éjaculation ? Y avait-il une différence de sensations et de réactions psychologiques entre l'orgasme déclenché par le clitoris et l'orgasme déclenché par la pénétration ?

Repérez les facteurs historiques et les facteurs de fragilisation

Le contexte dans lequel nous avons grandi, les histoires qui nous sont arrivées, les circonstances de la vie jouent un rôle dans la structuration de notre personnalité. Sans être forcément en cause dans la présence du problème, ils peuvent faire le « lit » des difficultés rencontrées.

Réfléchissez au contexte familial, à l'atmosphère dans laquelle vous avez grandi, à l'éducation sexuelle que vous avez reçue. Les rapports entre les parents, les rapports entre un enfant et ses parents sont importants pour l'image qu'on se fait d'une relation à deux (place de chacun, distribution des rôles).

L'enfance et l'adolescence

Souvenez-vous de vos premiers jeux sexuels, des réactions de vos parents, des éventuelles situations traumatisantes.

Rappelez-vous de vos réactions lors de la survenue des premières règles, ce qui en a été dit, les premières éjaculations nocturnes, les éventuelles expériences traumatisantes, les premiers rapports sexuels, ce qui en a été dit.

Pensez aux relations entre vos parents, entre vos parents et vous-même, à votre cursus scolaire, aux projets d'avenir que vous faisiez à cette époque, à vos premières relations amicales.

Avant le mariage ou le début de la vie commune

Quelles étaient les relations affectives ? Étaient-elles plus ou moins régulières ? Quelles étaient les relations avec les partenaires sexuels ? S'il y a eu rupture, pourquoi cette rupture a-t-elle eu lieu ? Y a-t-il eu une période de célibat bien ou mal vécue ?

Là encore, le rapport avec le système parental est important et, notamment, le processus d'autonomisation par rapport au milieu familial : choix des activités sociales, de l'activité professionnelle, des fréquentations, passage direct d'un cocon familial à une vie de couple.

Repérez les facteurs individuels et conjugaux récents

La recherche des causes agissant immédiatement sur le déclenchement du problème sexuel porte sur trois grands types de facteurs :

1. Les facteurs sexologiques qui influent directement sur la fonction sexuelle.
2. Les facteurs conjugaux qui sont liés au système relationnel, au fonctionnement du couple.
3. Les facteurs psychologiques individuels qui tiennent compte du profil, de la personnalité, de la manière de vivre de chacun.

Les facteurs sexologiques

Voici les plus importants et les plus fréquents :

— L'ignorance en matière de sexualité ou l'absence d'information.

— Le refus du plaisir par culpabilité, le refus de se laisser aller.
— La peur de l'inconnu, de la souffrance physique, du sexe.
— L'anxiété liée aux exigences du partenaire, à l'obligation absolue de résultat, à l'obligation absolue de plaire au partenaire.
— Les expériences sexuelles traumatisantes, récentes ou anciennes : viol, rapports sexuels cachés, rapports homosexuels, conduite déviante.
— Les traumatismes physiques agissant sur la sexualité : traumatisme de la moelle épinière, opération chirurgicale, artériopathie.

Les facteurs conjugaux

Ce sont le plus souvent :
— La monotonie, la routine, le détachement liés à l'usure de la vie quotidienne.
— La présence des enfants ou l'hyperinvestissement extérieur.
— Les conflits avec lutte de pouvoir, haine et rejet de l'autre, peur d'être rejeté(e) par l'autre.
— Le manque de confiance mutuelle ou l'absence de communication.
— La reviviscence dans le couple d'une situation familiale traumatisante.
— Le sabotage sexuel.
— La modification des comportements qui avaient été idéalisés au début de la vie de couple.

Les facteurs psychologiques individuels

Les troubles sexuels s'intègrent dans un mal-être global et ils sont alors à l'image du reste de la personne, c'est-à-dire « pas terrible ».

On peut citer :

— Les carences affectives.

— Les traumatismes psychiques non cicatrisés.

— Les personnalités dépendante, narcissique, évitante ou obsessionnelle.

— L'état d'anxiété chronique ou l'état asthéno-dépressif chronique.

— Le manque de confiance en soi et d'estime de soi.

Ces facteurs, souvent anciens, peuvent causer des difficultés autres que sexuelles, ils peuvent, d'autre part, « se réveiller » après des années de silence.

> **À retenir**
>
> Tout traumatisme physique ou psychologique, qui est source d'anxiété, de stress et de fatigue, peut entraîner des troubles sexuels, même s'il n'a pas de rapport direct avec la sexualité (opération chirurgicale, grossesse, traitement médicamenteux, maladie).

Analysez votre histoire médicale

L'étude plus spécifique des problèmes médico-chirurgicaux est évidemment importante : tout problème physique peut agir sur la sexualité comme cause ou comme facteur aggravant d'un problème sexuel.

Les antécédents médicaux et chirurgicaux

— Chez la femme : avortement provoqué ou spontané ; complications liées à la grossesse ; problèmes gynécologiques à répétition (infection, métrorragie) ; ménorragie ; dysménorrhée ; stérilité ; opérations de la sphère génitale.

— Chez l'homme : opération de la sphère génitale, infections à répétition, troubles prostatiques, stérilité.

— Chez l'homme et la femme : alcoolisme, tabagisme, drogues ; obésité ; diabète ; uricémie (la goutte) ; maladies infantiles ; malformations congénitales ; maladies cardiovasculaires ; maladies endocriniennes ; maladies hématologiques ; maladies hépatiques ; maladies de l'appareil urinaire ; maladies neurologiques ; maladies infectieuses ; antécédents psychiatriques.

La place des médicaments

Ce sont des facteurs à rechercher systématiquement : contraception acceptée ou non, traitements actuels et antérieurs, nature du traitement (hormonal, psychotrope, antihypertenseur, chimiothérapie anticancéreuse).

CRITÈRES EN FAVEUR DE CAUSES ORGANIQUES	CRITÈRES EN FAVEUR DE CAUSES PSYCHOLOGIQUES
— Âge supérieur à 50 ans. — Circonstance d'apparition progressive. — Évolution progressive, quels que soient le contexte, le partenaire, les modalités du rapport sexuel.	— Âge jeune. — Circonstance d'apparition après un événement traumatisant. — Début assez rapide et variable en fonction des circonstances. — Contexte d'anxiété, de peur, de stress.

— Antécédents médico-chirurgicaux. — Traitement médicamenteux. — Hygiène de vie déséquilibrée (cholestérol, sucre, acide urique, tabac, alcool). — Déséquilibre hormonal. — Troubles neurologiques. — Troubles cardio-vasculaires. — Absence de réactions sexuelles spontanées, automatiques, réflexes (érections matinales ou nocturnes, par exemple). — Maintien du désir (du moins, au début). — Éjaculation à verge molle. — Examen clinique anormal.	— Antécédent dépressif ou fragilité psychologique. — Déstabilisation du couple. — Manque d'apprentissage, de connaissance. — Expériences d'échec. — Persistance d'érections spontanées ou lors de la masturbation (non valable à long terme). — Baisse du désir souvent associée. — Association de troubles de l'érection et de l'éjaculation. — Examen clinique normal.

Attention : certains signes plutôt spécifiques qui orientent vers une cause psychogène ne sont plus valables à long terme : c'est le cas chez l'homme qui, avec le temps, peut voir ses érections spontanées réflexes disparaître sans qu'il y ait cause organique.

EN RÉSUMÉ

— Il y a souvent addition de facteurs organiques, psychogènes et iatrogènes dans les problèmes sexuels.
— Plus on avance en âge, plus le risque de facteurs organiques est grand.
— Il n'y a jamais de cause organique pure ; il y a toujours surcharge psychologique de stress et d'anxiété.
— Tout état général de fatigue, d'épuisement, quelle qu'en soit la cause physique ou psychique, entraîne à plus ou moins long terme des troubles sexuels.
— Un trouble partiel, qui persiste pendant une longue période, peut devenir complet et total du simple fait de l'évitement et de la peur de l'échec.
— Une cause qui semble évidente peut n'être que secondaire dans la survenue et le maintien d'un problème sexuel.
— Les troubles sexuels d'origine psychique sont souvent, au départ, fluctuants en fonction des circonstances (partenaire, situation, déroulement du rapport sexuel, contexte environnemental).

Chapitre 5

Faites votre bilan

Je vous propose maintenant de faire le point, vous pouvez ainsi rassembler les informations les plus importantes concernant le problème sexuel, son histoire, ses causes et ses conséquences. Vous pourrez aussi identifier les solutions que vous avez déjà essayées et qui se sont révélées inefficaces (ce n'est pas grave, il y en a d'autres, nous les découvrirons ensemble dans la dernière partie de ce livre).

Vous allez essayer de répondre à toutes les questions ci-dessous en prenant votre temps. Répondez d'abord pour vous-même ; vous demanderez ensuite à votre partenaire de faire pareil et vous pourrez comparer vos « grilles » de lecture.

Utilisez au maximum le « je » dans vos réponses (plutôt que le « on » ou le « nous »).

Le problème

— Quelles sont les raisons de l'achat de ce livre ?
— Quel est mon problème ?
— Qui a le problème ? (Je peux avoir un problème sexuel et ne pas m'en soucier.)
— Qui souffre du problème ? (Je peux souffrir pour mon problème sexuel, comme je peux souffrir pour mon parte-

naire.) Est-ce que je souffre pour moi ou pour l'autre ? Notez de 0 à 10 votre degré de souffrance face au problème (0 : pas de souffrance ; 10 : souffrance extrême). Notez de 0 à 10 le degré de souffrance (selon vous) de votre partenaire face au problème (0 : pas de souffrance ; 10 : souffrance extrême).
— Est-ce un problème pour moi et en quoi est-ce un problème pour moi ? (Faites abstraction de votre partenaire pour répondre à cette question.)
— Est-ce un problème pour mon partenaire et en quoi est-ce un problème pour mon partenaire ?

L'apparition du problème

— Quelle est ou quelles sont les situations qui ont conduit à l'apparition du trouble ?
— Quand a commencé le problème ?
— Comment a commencé le problème (circonstances) ?
— Comment ai-je réagi à l'apparition du problème ?
— Comment a réagi mon partenaire ?
— Comment était ma sexualité avant l'apparition du problème ?
— Qu'est-ce que je faisais pour que la sexualité se déroule bien avant l'apparition du problème ?
— Qu'est-ce que mon partenaire faisait pour que la sexualité se déroule bien avant l'apparition du problème ?
— Quelles sont les solutions que je trouvais lors des précédentes pannes ?

Depuis l'apparition du problème jusqu'à aujourd'hui

— Comment le problème a-t-il évolué ? Avec des hauts et des bas ? Il est resté stationnaire ? Il s'est aggravé ?
— Quelle a été ma sexualité durant toute cette période ?
— Comment ai-je réagi depuis le début de l'apparition du problème ?
— Quelles stratégies ai-je utilisées ? Ai-je répété les rapports sexuels pour voir ce que cela allait donner ? Ou bien est-ce que j'ai évité les rapports sexuels par peur de l'échec ?
— Comment mon partenaire a-t-il réagi depuis le début de l'apparition du problème ?

Actuellement

— Que reste-t-il de ma sexualité ?
— Comment est-ce que je réagis maintenant en termes de stress ou d'anxiété ? (0 : il n'y a pas de tension ; 10 : il y a une tension extrême).
— Comment est-ce que je réagis maintenant pour ce qui est de l'évitement du problème ? (0 : je n'évite pas le problème ; 10 : j'évite tout le temps de me confronter au problème).
— Comment mon partenaire réagit-il maintenant ?
— Quel est le retentissement de mon problème sexuel sur ma vie conjugale et familiale ?
— Quel est le retentissement de mon problème sexuel sur ma vie sociale (loisirs, amis) ?
— Quel est le retentissement de mon problème sexuel sur ma vie professionnelle ?

Ce qui vous empêche de changer

Au terme de ce cheminement, rappelez-vous que trouver des solutions n'est pas un problème, il y en a suffisamment comme cela. L'important est de trouver la solution qui vous convient aujourd'hui. Ce n'est pas forcément celle qui vous conviendra demain ou celle qui conviendrait à d'autres personnes. La solution n'est pas dans une sexualité idéalisée sans faille. Mais en fait qu'est-ce qui peut me freiner dans mon changement ?

Je ne suis pas à l'aise pour parler de sexe...

On ne parle pas de sexualité comme on parlerait d'un autre problème médical ou psychologique. En parler à qui, d'abord ? À son conjoint ? On pourrait imaginer qu'il est le mieux placé, en fait, il est trop souvent partie prenante, comme cause du problème ou comme élément participant, il en subit aussi les conséquences. En outre, parler de sexualité, c'est un peu se mettre à nu, arrêter de paraître, de faire « comme si ». C'est souvent plus difficile pour un couple d'être vrai pour parler d'amour que d'être vrai pour s'agresser sans retenue...

Jean-Pierre était très violent dans la vie quotidienne, un peu « vulgaire » dans sa sexualité. Dès que sa femme lui demandait de la tendresse, il répondait que cela lui était impossible : il se sentait inférieur à ce moment-là.

L'individu porteur du problème, le conjoint acteur privilégié, le couple lieu du problème, voilà les différentes entités qui participent au problème. Les interactions sont telles que, parfois, le porteur du symptôme n'est pas celui qui a le problème. Qui faut-il alors prendre en charge en premier ? L'homme, la femme, le couple ? En fait, toujours celui qui en fait la demande.

Thierry présentait, selon sa compagne, une éjaculation précoce. Elle l'avait poussé à consulter alors qu'il n'avait, pour sa part, aucune demande de soin.
Cette femme supportait très mal la situation, ayant eu par le passé un partenaire sexuellement « efficace » avec lequel elle avait rompu pour conflits répétés. Son compagnon actuel, plus agréable, plus présent, n'avait sans doute pas le « tonus » sexuel du précédent.

Parler de sexualité, c'est montrer son vrai visage, son vrai corps, son cœur. Dans l'amour, même si le « jeu » amoureux est fondamental, rien n'est plus solide que d'être vrai avec soi-même et avec l'autre. J'entends souvent des femmes dire que, pour ne pas décevoir leur partenaire, elles ont pendant des années simulé l'orgasme avec, pour seul résultat, la frustration et le mensonge. Si je peux mentir dans la sexualité, je peux mentir dans ma vie de tous les jours avec mon conjoint.

J'ai peur du regard des autres

Beaucoup d'entre nous redoutent le jugement d'autrui, sans doute parce que l'autre est vécu comme celui qui, par principe, n'a pas de problème.

Quand nous sommes stressés, anxieux, quand nous doutons de nous, nous n'allons pas réfléchir aux moyens de nous améliorer. Au contraire, nous allons nous comparer à « un référent », un autre, une sorte de modèle, porteur de la norme idéale. Nous cherchons ailleurs, chez l'autre, ce qui va nous renforcer un peu plus dans notre malaise. Si nous voulions nous complexer davantage, nous ne nous y prendrions pas autrement.

> **À retenir**
>
> Les personnes « complexées » sont toujours plus exigeantes sur les normes et plus négatives sur elles-mêmes.

On peut faire intervenir l'autre de différentes manières :
— C'est celui qui n'a pas ce problème, c'est la référence « normale ».
— C'est celui qui va me juger et sur lequel je projette mes peurs (si j'estime que je ne suis pas sexuellement à la hauteur, l'autre pense sûrement de même).
— C'est celui qui ferait mieux que moi dans la même situation.
— C'est celui de qui j'attends tout : le plaisir, la reconnaissance, l'amour, le soutien, la protection, la douceur, la force, la sécurité, l'autonomie…

Au lieu de nous comparer à nous-même, à nos attitudes de la veille, de la semaine dernière ou de l'année passée, nous nous comparons, comme par hasard, à quelqu'un dont nous ne connaissons pas la vie intime, mais que nous supposons faire mieux que nous, accentuant ainsi la mauvaise image que nous avons de nous-même.

> **À retenir**
>
> Tout le monde a eu, a ou bien aura, des pannes sexuelles. Ne projetons pas sur l'autre des pensées ou des propos qui viennent de nos propres inquiétudes.
> L'autre n'est pas nous. Nous ne pouvons nous comparer qu'à nous-même.

J'ai honte de ma vie sexuelle

Parler de sexualité, c'est parler de plaisir, de jouissance, de fantasmes, de sexe, ce qui n'est déjà pas simple. Quand il y a trouble sexuel, il faut en plus parler de la souffrance : souffrance de la dégradation de l'image de soi, souffrance de la différence, souffrance du vieillissement, souffrance du rejet, souffrance liée aux interdits du plaisir.

Il y a obligatoirement enfermement sur soi ou dans le couple. La honte par rapport à un non-savoir, par rapport à l'autre, par rapport à une norme supposée, par rapport à l'éducation reçue, est un frein au laisser-aller donc au plaisir.

Muriel, 23 ans, consulte pour anorgasmie. Elle me parle de ses « freins » au moment de l'orgasme : crispation, dégoût, rejet de l'homme, repli sur soi, culpabilité, pleurs. Elle se décrit comme quelqu'un qui contrôle en permanence sa vie, son travail, ses émotions. Elle considère le plaisir, le lâcher-prise comme inconvenant et bestial.

À retenir

La satisfaction, le plaisir, sont des émotions à respecter autant que la souffrance. Toutes ces émotions participent à l'épanouissement de l'être humain. Elles en sont les moteurs.

On a le temps !

Nous avons vu que le cycle infernal de la peur amène soit à éviter le problème, soit à s'obséder sur le problème. Le temps passe, le problème reste, se chronicise, s'aggrave ou favorise l'apparition d'un autre trouble qui n'a parfois rien à voir avec la plainte de départ.

Jean-François, 38 ans, a d'abord présenté un problème d'érection. Au départ, celui-ci survenait exclusivement en semaine notamment après une journée de travail surchargée. Lorsqu'il était en week-end ou qu'il partait en vacances, les rapports sexuels étaient satisfaisants.
Le temps passant et pris par différentes activités, Jean-François a vu progressivement son problème s'aggraver. La peur s'est transformée en panique. Son épouse, au début compatissante, est devenue irascible en se rendant compte de l'espacement des rapports sexuels et du manque de tendresse de son mari.
Jean-François rentrait de plus en plus tard, il était de plus en plus distant, de plus en plus fatigué. Il a été « se tester ailleurs », sans succès. Il s'est ensuite mis à boire pour accentuer ses performances. Toujours sans succès.
C'est pour un problème d'alcoolisation et un état anxio-dépressif que j'ai été amené à le rencontrer en consultation, dix ans après le début de ses troubles. Il a alors pu aborder cette lente dégradation dont le point de départ était une mauvaise gestion du temps et de son activité professionnelle.

On se dit souvent que cela va s'arranger tout seul. C'est rarement le cas pour la sexualité où l'angoisse de l'échec et l'évitement peuvent maintenir le trouble pendant des années. Les conflits, les difficultés personnelles et relationnelles se focalisent sur le problème sexuel, celui-ci devient l'objet de tous les maux alors qu'il n'en est qu'une conséquence. Il n'est pas rare de voir des femmes ayant un vaginisme venir en consultation une dizaine d'années après le mariage, en vue d'un projet de grossesse.

Je connais la cause !

On pense souvent qu'il suffit de connaître le pourquoi du problème pour que ce dernier disparaisse. C'est loin d'être suffisant, d'autant que nous sommes rarement devant une cause unique. Le retentissement psychique des troubles (anxiété, dépression, difficultés conjugales) ajoute des causes supplémentaires au problème. Il est nécessaire de faire le tri entre les causes physiques, psychiques, conjugales pour savoir quel est mon problème et quoi ou qui traiter en premier.

Face à l'inhibition du désir chez une femme qui a subi un traumatisme sexuel dans l'enfance, nous serions en droit de faire le lien entre le traumatisme sexuel et l'inhibition du désir. En fait, il est tout à fait possible que ce problème traumatisant ancien ait cicatrisé, que la plaie psychologique ait aussi cicatrisé et que le trouble sexuel soit davantage lié à une méconnaissance de son intimité.

Je rencontre régulièrement en consultation le cas suivant : un homme présente une impuissance sexuelle dans un contexte de diabète, d'hypertension. Le traitement contraignant qu'il suit depuis des années l'a amené à une consommation excessive de cigarettes et d'alcool pour calmer sa nervosité et son dépit. Le couple se fragilise, l'homme est hyperstressé au travail et c'est dans ce contexte qu'il présente une difficulté sexuelle. Tous les facteurs peuvent jouer un rôle dans son impuissance, les uns renforçant les autres ; la peur de l'échec s'y ajoute, l'inquiétude de l'avenir sexuel couvre le tout. Ce cas n'est pas si rare que cela.

> **À retenir**
>
> Ce qui est évident n'est pas toujours ce qui est en cause dans un problème.
> Connaître la cause ne résout pas toujours le problème.

Mon conjoint n'est pas au courant, Comment lui en parler ?

Aborder un problème sexuel dans un couple qui n'a jamais parlé de sexualité n'est pas facile. Dans un premier temps, on peut clarifier du mieux qu'on peut le problème, s'informer seul, lire et tenter de comprendre ce qui se passe. Il faudra tout de même, à un moment donné, en discuter à deux :

J'apporte les arguments qui amèneront à la discussion…
Je développe les avantages d'une prise en charge commune…
Je reviens sur les souvenirs du passé vécus ensemble à l'époque où il n'y avait pas de problème…
Je mets en avant ce qui a fait le bonheur de notre couple…
Je rappelle les inconvénients de la non-communication, du silence, des non-dits…
J'utilise le « je » pour personnaliser ma demande d'aide plutôt que le « tu devrais », le « on devrait » ou le « il faudrait »…

Le problème essentiel est de déterminer le niveau de maturité, d'équilibre, d'épanouissement conjugal. Si un couple est stable et harmonieux, le problème sexuel est plus facile à aborder ; on accepte plus volontiers de faire l'effort de réfléchir ensemble. Si un système conjugal est dysharmonieux, fragilisé par le problème sexuel ou causé par un problème sexuel, une étape de restructuration du couple est nécessaire avant toute prise en charge du problème sexuel.

Je veux une sexualité parfaite !

Si, pour beaucoup, le critère de guérison est la résolution du problème sexuel, des étapes intermédiaires sont néanmoins nécessaires : l'amélioration de la communication dans le couple, le retour aux caresses ou la gestion du stress, par exemple. Dans tous les cas, l'objectif final ne peut être l'efficacité systématique et la réussite chaque fois

En fait, ce qui est essentiel, c'est de changer, de s'adapter, de déterminer ce qui est le mieux pour moi au moment précis où l'on prend en charge mon problème. Ce qui va m'aider aujourd'hui n'est peut-être pas ce qui m'ira demain ; ce qui me fait plaisir aujourd'hui dans ma sexualité, mon couple, n'est peut-être pas ce qui me fera plaisir demain ; ce que j'ai ressenti émotionnellement avec mon partenaire hier n'est peut-être pas ce que je ressens aujourd'hui.

Pour certains, la disparition du blocage règle le problème : on apprend à contrôler l'excitation pour mieux gérer l'éjaculation précoce ; on apprend la masturbation pour débloquer un manque orgasmique. Pour d'autres, la solution passe par la définition d'objectifs intermédiaires qui favoriseront la désensibilisation et l'adaptation progressive : on apprend à regarder, à toucher, à explorer les zones sexuelles… Pour d'autres, enfin, le résultat ne sera peut-être pas la résolution du problème sexuel proprement dit, mais la disparition de problèmes associés (stress, difficultés conjugales, image du corps) qui suffira au rétablissement du bien-être personnel. Le problème sexuel cessera alors d'être vécu comme un problème, même s'il n'est pas complètement réglé.

Annick et Robert vivent en couple depuis plus de vingt ans. Ils viennent en consultation pour une inhibition du désir qu'Annick présente depuis la venue des enfants (le dernier a 8 ans).

Au terme de ses trois grossesses, Annick a pris vingt kilos, et c'est de cela, surtout, qu'elle se plaint. Son corps ne lui plaît plus, et elle a développé, en réaction, un état dépressif. Alors qu'elle était satisfaisante, sa relation avec son mari a évolué vers une distanciation progressive.
Un travail psychothérapique orienté sur l'image de soi, la confiance en soi et l'autonomisation en tant que femme (plutôt qu'en tant que mère) a permis à Annick de retrouver un certain équilibre. Le travail sexothérapique sur l'inhibition du désir n'a pas été nécessaire. Le retour à l'équilibre psychique a suffi à la reprise d'une activité sexuelle qui n'était toujours pas « extraordinaire », mais suffisante pour ce couple.

À retenir

La guérison n'est pas toujours la suppression totale du problème ou le retour à la « normale ». Un changement partiel peut suffire.
Le retour à l'équilibre et au bien-être fait toujours « boule de neige » : un petit progrès en amène un autre, qui en amène un autre, et ainsi de suite.

Puis-je m'aider tout seul ?

Rien ne peut se faire sans votre participation.

Vous avez joué un rôle actif dans la mise en place du problème et ce n'est pas vous culpabiliser que de dire cela. Par certains blocages, certaines attitudes ou fausses croyances, vous participez au déclenchement du problème. Par la peur de l'échec, vous renforcez le trouble. Évidemment, telle ou telle cause n'est pas de votre fait (traumatisme subi, opération chirurgicale, conflits), et vous subissez cet événement, mais, aujourd'hui, que vous dites-vous ?

— *Première solution :* je me dis que c'est l'autre ou la situation qui est responsable de mon problème et que je vais attendre que l'autre ou la situation change. Je peux attendre longtemps.
— *Seconde solution :* je me dis que j'y peux quelque chose et que je vais essayer de trouver une solution qui me convienne. Je ne suis plus passif, je ne subis plus le problème, je souhaite changer mon regard et mes attitudes face au trouble. Cette implication personnelle est déjà la moitié du travail de fait.

À retenir

C'est différent de dire « je viens en consultation pour faire plaisir à mon conjoint, pour ne pas le perdre », et « je viens pour moi, pour mon propre épanouissement personnel », ce qui, dans un second temps, aidera le couple.

Si je fais la démarche pour l'autre, je vais chercher une thérapie magique, « à peu de frais », et je ne serai sans doute pas patient (dans les deux sens du terme). Si je fais la démarche pour moi, je suis davantage prêt à m'investir, à « travailler », à me fixer des objectifs progressifs, à me remettre en question, à accepter les rechutes ou les pannes.

Le but est orienté alors vers la recherche d'un meilleur équilibre personnel, d'un épanouissement personnel qui profitera au couple. Le but devient aussi celui de la recherche de sa propre responsabilité, pas toujours volontaire, dans le maintien du trouble sexuel et conjugal. Si je n'arrête pas de dire « c'est la faute de l'autre », je ne suis pas dans une attitude de changement. Cette attitude est aussi caricaturalement inefficace et antithérapeutique que de dire que l'autre n'a rien à voir avec mon problème, que je suis seul coupable.

L'un et l'autre vous êtes partie prenante dans le problème et dans sa solution.

À retenir

Le changement ne s'effectuera que si je suis prêt à changer quelque chose dans mes habitudes de vie.
Aucune amélioration à long terme ne s'effectuera passivement et magiquement, en attendant que l'autre change.

C'est le but de ce livre : vous aider à trouver une réponse autre que celle que vous avez actuellement face à votre trouble. Chercher à s'aider, c'est déjà sortir de ses ruminations, de son introspection, de ses doutes, de son inhibition. Chercher des solutions, c'est déjà extérioriser.

L'aide personnelle est utile lorsque vous êtes seul, sans partenaire fixe, stable, ou lorsque la vie conjugale ne permet pas temporairement une démarche de couple.

Peut-on s'aider en couple ?

Ce choix est une manière d'extérioriser le problème. L'autre, le partenaire, n'est peut-être pas toujours le mieux placé pour discuter du problème, mais il faudra bien, à un moment donné, qu'il participe au traitement, à la recherche de solution.

Le partenaire fait partie intégrante du « jeu sexuel », de la communication corporelle et verbale. Il peut devenir le cothérapeute, l'aide, le soutien indispensable ; il peut prendre conscience de sa responsabilité dans l'apparition et le maintien du trouble sexuel ; il peut devenir le partenaire actif nécessaire à l'épanouissement sexuel du couple.

Chercher seul à résoudre un problème sexuel ne fait qu'ajouter au malaise. Le rapport sexuel se fait à deux, il ne faut pas l'oublier.

Vouloir aborder le traitement d'un problème sexuel ne veut pas dire qu'on va magiquement trouver *la* solution. En

EN RÉSUMÉ

— Traiter la cause physique d'un problème sexuel ne suffit pas toujours à lever le problème : la peur de l'échec, l'anxiété de performance peuvent être suffisamment infiltrées pour que le trouble persiste malgré la disparition de toute cause physique.

— La guérison ne passe pas toujours par la suppression du symptôme, mais aussi par l'adaptation au problème (apaiser son stress et son appréhension face au trouble, trouver d'autres jeux érotiques avec son partenaire).

— Il est normal d'avoir de temps à autre des pannes et des échecs. Être toujours parfait et efficace est un idéal ; ce n'est pas possible dans la réalité.

— La réussite sexuelle ne se mesure pas à la quantité de rapports sexuels ou au nombre de décibels émis par la partenaire.

— N'attendez pas d'être au top niveau pour recommencer à avoir des contacts sexuels. Vous risquez de ne jamais commencer.

revanche, ce qui est essentiel, c'est d'être bien conscient qu'il existe forcément une solution à ses difficultés actuelles.

En route vers le changement

— Qui a fait la demande de traitement ?

— Qu'est-ce que j'attends de ce livre ?

— Suis-je patient, chercheur ou client ? Le patient attend, il est passif, il subit la demande du partenaire, il croit un peu en la magie ; le chercheur vient pour lui-même, il essaie des hypothèses, il explore, mais il n'est pas forcément prêt à « acheter » l'explication du thérapeute ; le client est partie prenante de la transaction, il est d'accord pour signer un contrat thérapeutique avec le thérapeute s'il y a réciprocité, il est prêt à jouer un rôle actif dans la démarche de changement.

— Ai-je ou non envie d'en profiter pour épanouir ma sexualité ?
— Puis-je m'aider moi-même ?
— Est-ce que je suis d'accord pour apprendre, étape par étape, à changer ?
— Que m'apportera la suppression du problème sexuel ? Qu'apportera-t-elle à mon partenaire ?
— À la fin du programme de changement, à quoi vais-je me rendre compte que je n'ai plus de problème ?
— Que serait ma vie sexuelle sans ce problème ? Qu'est-ce qui changerait en pratique dans ma sexualité ? Qu'est-ce que j'aimerais voir changer chez moi ? Qu'est-ce que j'aimerais voir changer chez l'autre ?
— Quel est donc l'objectif final que je souhaite atteindre ? (Formulez cet objectif en termes réalistes !)
— Sur une échelle allant de 0 à 10, quel est mon degré de satisfaction face à l'évolution du problème ? (0 : totalement insatisfait ; 10 : parfaitement satisfait de l'évolution du problème.)
— Quelles sont les étapes intermédiaires pour parvenir à gagner un point de plus sur cette échelle allant de 0 à 10 ? Qu'est-ce qui me ferait dire demain que j'ai gagné un point par rapport à hier ou aujourd'hui ? Qu'est-ce que je ferais de différent ? Qu'est-ce que je penserais de différent ? Qu'est-ce que je ressentirais physiquement de différent ? Qu'est-ce que j'aimerais que mon partenaire fasse de différent ?
— Qu'est-ce que je vais faire en pratique pour arriver à cette première étape de changement ?

Je fais le point : mon problème sexuel

— Mon problème « mécanique » physique.

....

....

— Ce que je ressens, mes émotions

....

....

— Ce que je me dis dans ma tête comme pensées parasites.

....

....

— Les attitudes de mon partenaire.

....

....

— Ma réaction face au problème.

....

....

— Ce que j'ai comme problèmes de santé ; les médicaments que je prends.

....

....

— Mes autres problèmes (couple, famille, travail...).

....

....

— Mon état de stress sur une échelle de 0 à 10 (0 : très détendu ; 10 : très tendu, anxieux).

....

....

Je fais le point : l'histoire de mon problème, ses conséquences

➤ Le déclenchement

— Quelle(s) est (sont) la (les) situation(s) ayant conduit à l'apparition du trouble ?

....

....

— Quelle(s) a (ont) été ma (mes) réaction(s) à la suite de ce trouble ?

....

....

— Quelle(s) a (ont) été la (les) réaction(s) de ma partenaire ?

....

....

➤ Depuis l'apparition du problème

— Comment mon problème a-t-il évolué ?

....

— Comment mes réactions ont-elles évolué ?

....

— Comment les réactions de mon partenaire ont-elles évolué ?

....

— Comment a évolué notre vie sexuelle ?

....

➤ Aujourd'hui

— Qu'en est-il de mon problème ?

....

— Comment est-ce que je réagis ?

....

— Comment est-ce que mon partenaire réagit ?

....

— Que reste-t-il de notre vie sexuelle ?

....

Je fais le point : les tentatives de solutions qui ont maintenu ou aggravé mon problème

➤ Comment est-ce que je réagis ?

— Par l'indifférence : « Je m'en fiche, ce n'est pas important… »

....

— Par un sentiment de contrainte accompagné d'irritation ou de résignation : « Je m'oblige à avoir des rapports sexuels. »

....

— Par la culpabilité à l'égard de l'autre : « Que va-t-il penser de moi ? »

....

— Par l'agressivité à l'égard de l'autre : « C'est sa faute, il/elle n'est pas assez… »

....

— Par des pensées négatives, des idées parasites : « Je ne suis pas normal(e)… »

....

— Par l'obsessionnalisation des tentatives.

....

— Par le développement d'autres troubles sexuels.

....

— Par de l'anxiété ou une réaction dépressive.

....

— Par une relation extraconjugale : « Je vais voir ailleurs pour tester… ».

....

➤ Comment mon partenaire réagit-il ?

— Par l'acceptation : « Que veux-tu, c'est comme ça. ».

....

— Par de l'hostilité : « J'en ai marre d'attendre… »

....

— Par de la culpabilité : « C'est peut-être ma faute… »

....

— Par le développement d'un trouble sexuel.

....

— Par des relations extraconjugales : « Je vais voir ailleurs en attendant… »

....

Ces différentes implications personnelles et relationnelles sont des tentatives de réponses et de solutions face aux difficultés rencontrées ; elles ont toutes tendance à accentuer le problème, à le chroniciser.

À retenir

1. Ne répétez pas les mêmes erreurs et pour cela arrêtez les comportements et les actes qui aggravent votre problème sexuel.
2. Repensez à ce que vous avez déjà réussi sexuellement en faisant autrement.

Chapitre 6

Comment faire face

Après cette étape de clarification, vous allez maintenant pouvoir choisir le mode thérapeutique qui vous convient, celui qui vous permettra d'être le plus à l'aise pour appliquer la solution recherchée.

Les thérapies cognitivo-comportementales

Dans ce guide, nous allons utiliser ensemble les principes des thérapies comportementales, cognitives et émotionnelles. Cette forme de thérapie repose sur la notion d'apprentissage face à des comportements et des modes de pensée dysfonctionnels.

Le principe

La thérapie comportementale, cognitive et émotionnelle est une thérapie du présent. Les causes profondes ne sont recherchées que s'il y a une bonne raison de s'y intéresser et si elles sont utiles à la résolution du problème. La réflexion sur le passé n'est pas un *a priori* de départ. Plus qu'une « thérapie du pourquoi » (pourquoi j'ai ce problème ?), c'est une « thérapie du quand et du comment » (quand vais-je décider de m'en sortir réellement et arrêter de vouloir rechercher le parfait, et comment vais-je m'en sortir ?), reposant sur l'apprentissage d'outils pour mieux gérer les comportements d'échec, les pensées parasites et les émotions négatives.

> **À retenir**
>
> Savoir pourquoi j'ai tel problème ne suffit pas à supprimer le problème.

— *L'analyse fonctionnelle* est l'outil de base qui permet de lire le symptôme dans l'ici et le maintenant tant sur le plan comportemental que cognitif et émotionnel. Le patient est actif dans l'auto-observation et la compréhension des mécanismes de mise en place et de maintien du trouble. Par là même, il apprend l'autocontrôle de son problème. Le thérapeute, chaleureux, empathique, renforce positivement tout petit progrès ; il discute avec le patient de la définition des objectifs et des hypothèses d'apparition, du maintien du comportement-problème.
— *Les objectifs* définis sont mis en pratique entre les séances et validés par l'expérience, au cours d'exercices effectués par le patient lui-même dans sa vie quotidienne. Tout blocage peut modifier le protocole thérapeutique qui sera de nouveau discuté entre le patient et le thérapeute.
— *L'histoire du patient* n'est prise en compte que si elle joue un rôle dans la présence du symptôme et dans son maintien.

Cette thérapie brève s'échelonne en un nombre de séances limité : une douzaine de séances en moyenne, focalisées sur des objectifs précis amenant à des changements pertinents. Elle peut, toutefois, être plus longue en cas de travail sur les traits de personnalité et sur les difficultés conjugales. Enfin, cette thérapie repose sur une évaluation scientifique afin de définir les critères d'efficacité.

Quel traitement pour quel problème ?

La sexothérapie comportementale repose sur des exercices construits à partir des principes de la théorie comportementale et cognitive. Elle associe des exercices pratiques (par exemple, la technique de Squeeze dans l'éjaculation précoce ou la technique de Kegel dans le vaginisme) et des techniques typiquement comportementales (désensibilisation systématique, technique d'exposition au stress), cognitives (discussion sur les croyances) ou émotionnelles.

Le traitement choisi dépendra évidemment de la nature du problème, mais aussi de son expression. Trois cas de figure peuvent se présenter :

➤ Les problèmes ou les conséquences sont externes, observables (on parle alors de comportement ouvert) :

— lâchage de l'érection ;
— évitement des rapports sexuels, fuite, compensation par d'autres activités ;
— répétition obsédante ;
— contracture réflexe du vagin ;
— douleur ;
— éjaculation avant pénétration.

Le traitement de ces problèmes relève des thérapies comportementales.

C'est l'exemple de Thérèse, qui se plaignait d'anorgasmie primaire et n'avait trouvé comme solution que de se focaliser davantage sur ses sensations d'excitation pour mieux les ressentir. Elle reproduisait des attitudes, des positions, des conduites qui ne pouvaient, selon elle, qu'amener à l'orgasme. En réalité, cette focalisation sur le résultat la rendait encore plus tendue, plus crispée sur la recherche de la réussite. Thérèse pensait déjà à la fin alors qu'elle ne s'était pas donné les moyens d'y parvenir. Elle n'était pas dans le présent de la sensation et de la relation.

➤ Les problèmes ou les conséquences sont intériorisés, non observables (on parle de comportement couvert, de cognition) :

— ruminations ;
— croyances irrationnelles ;
— pensées parasites ;
— manque de fantasmes ;
— imaginaire érotique culpabilisé ou absent.

Le traitement de ces problèmes relève des thérapies cognitives.

C'est l'exemple d'Antoine, qui présente un problème d'anéjaculation et n'attend même pas d'être en situation de rapport sexuel pour mettre en place son scénario d'échec : « Je vais rater, ça va se passer comme d'habitude, le résultat négatif est inéluctable. » Lorsqu'il essaie d'avoir un rapport sexuel, la première pensée qui lui vient à l'esprit se présente sous la forme d'un ordre qu'il se donne à lui-même : « Vas-y, relâche-toi, laisse-toi aller. » Ce discours intérieur est le meilleur moyen pour maintenir l'échec : ruminer de cette manière est à l'opposé du lâcher-prise.

➤ Les problèmes ou les conséquences sont intériorisés, mais parfois observables sur le plan émotionnel ou corporel (on parle alors de comportement couvert émotionnel) :

— stress ;
— angoisse ;
— palpitations ;
— tremblements ;
— boule dans la gorge ;
— rougissement ;
— maux de ventre.

Le traitement de ces problèmes relève des thérapies émotionnelles ou corporelles.

C'est l'exemple de Daniel, qui présentait une impuissance partielle depuis trois ans. Les causes immédiates semblaient évidentes : maladie diabétique, problèmes cardio-vasculaires, traitements médicamenteux associés. Pourtant, au cours de l'entretien, il est apparu que l'aggravation cyclique du trouble faisait, en réalité, suite à des crises d'attaque de panique lorsque Daniel était proche d'un rapport sexuel. La présence d'une douleur dans le bas-ventre, liée au stress, était devenue le signal de l'échec. Il perdait, disait-il, tous ses moyens et notamment son érection. L'absence de cette douleur était pour lui le signe qu'un rapport sexuel pourrait éventuellement être plus satisfaisant.

INTÉRÊTS DES THÉRAPIES COMPORTEMENTALES ET COGNITIVES

— La preuve scientifique de leur efficacité a été démontrée.
— C'est une thérapie brève reposant sur l'apprentissage d'outils et la recherche de solutions.
— La base du traitement est plutôt « comment m'en sortir ? » que « pourquoi suis-je comme cela ? ».
— On agit directement sur les pensées parasites, les émotions perturbantes et les comportements inappropriés.
— Chacun a un rôle actif ; la motivation personnelle est très importante.
— Il y a des exercices pratiques à faire chez soi.
— Il n'y a pas de rechute si le problème a été bien analysé et si de vraies solutions (pas des cache-misère) ont été trouvées.

Au cœur du changement

L'anxiété de performance et l'anticipation de l'échec sont les deux pourvoyeuses de pannes sexuelles. Elles entrent très souvent dans le mécanisme explicatif des problèmes sexuels et sont, pour cette raison, les objectifs de base de la prise en charge. L'excitation sexuelle, elle, est au centre de l'action thérapeutique. Elle est nécessaire, même si elle n'est pas suffisante, à la mise en place de l'érection, de la lubrification puis du plaisir et de l'orgasme.

> **À retenir**
>
> Tout ce qui augmente mon stress et qui diminue mon excitation sexuelle accentue le problème. Par contre, tout ce qui diminue mon stress et (ou) augmente mon excitation sexuelle favorise ma sexualité.

Valéry, 28 ans, qui a toujours présenté une éjaculation rapide, vivait sa sexualité comme sa vie professionnelle. C'était un challenge permanent. Sa femme était elle-même très exigeante sur le résultat sexuel et le renforçait dans cette attitude de réussite à tout prix. Le rapport sexuel devenait un lieu de performance et d'exploit.
Tant que ce système est resté en place, il n'y a pas eu d'évolution possible. Les attentes (déçues) de la femme et la recherche de challenge chez le mari ne permettaient pas à ce couple d'épanouir sa sexualité. L'amélioration de la communication verbale (sortir des croyances toutes faites, de ce qu'il faut faire à tout prix pour être normal, accepter l'établissement de nouvelles règles plus souples dans le jeu sexuel) a été une étape importante de changement. Parallèlement, l'apprentissage des techniques de gestion de stress a été déterminant tant pour la vie professionnelle de Valéry que pour la rencontre sexuelle.

Ghislaine, 26 ans, présentait un vaginisme primaire et vivait le rapport sexuel comme un moment difficile à cause de la peur de la douleur et de l'inconnu. Toutefois, ces symptômes s'inscrivaient dans un contexte plus large de conduites anxiophobiques. Elle avait peur du vide, des grands espaces, de la foule. Elle doutait d'elle-même, et son manque de confiance se manifestait tous les jours par des rituels de vérification (vérifier si le travail est bien fait, vérifier les actes quotidiens par des petites manies). En fait, Ghislaine contrôlait son existence, elle maîtrisait tout pour éviter le doute. Du coup, sa vie était envahie par des comportements de contrôle. Il ne fallait pas qu'elle lâche (c'est d'ailleurs ce qu'elle faisait avec son vagin fermé).
Le traitement du trouble sexuel a été précédé par un travail très progressif de lâcher prise dans la vie quotidienne. Ghislaine a appris par des tâches d'exposition à ne plus craindre les risques imaginés si elle ne faisait pas correctement tel ou tel acte. Cette première étape lui a permis, dans un second temps, de faire le parallèle avec son vagin fermé et de moins se contrôler sexuellement.

L'excitation « nerveuse » et les paramètres négatifs : • Ce qui accentue mon anxiété de performance ou d'échec, ou/et • ce qui diminue ma capacité d'excitation sexuelle.	Peur Angoisse Panique Comportement négatif du partenaire Stress de l'échec Rumination négative Recherche du résultat Scénario obsédant État général négatif Source(s) de stress Fatigue, asthénie, dépression Routine, monotonie Interdits, tabous Douleur, maladie
L'excitation sexuelle et les paramètres positifs : • Ce qui accentue mon excitation sexuelle, ou/et • ce qui diminue mon anxiété de performance ou d'échec.	Clarifier ses sentiments Développer la communication dans son couple Harmoniser sa vie de couple et ses autres activités Développer ses fantasmes Découvrir sa sensorialité Positiver l'image du corps Découvrir les jeux érotiques Améliorer son estime de soi Gérer son état anxio-dépressif Prendre en charge ses sources de stress

TOUS LES TRAITEMENTS S'OUVRENT DONC SUR TROIS AXES :

↓ ↓ ↓

TRAITEMENT ÉMOTIONNEL	TRAITEMENT COGNITIF	TRAITEMENT COMPORTEMENTAL CONJUGAL
Lutter contre la peur, le stress, la panique, l'anxiété. Améliorer la connaissance de son corps, l'image de soi Développer sa sensorialité.	Lutter contre les pensées parasites. Remettre en question ses croyances, ses tabous. Développer son imaginaire, ses fantasmes.	Lutter contre l'évitement. Lutter contre l'obligation de résultat. Développer la communication verbale dans le couple. Développer le jeu des caresses.. Harmoniser l'échange sexuel. Restructurer certains secteurs du couple.

↓ ↓ ↓

ÊTRE BIEN DANS SON CORPS	ÊTRE BIEN DANS SA TÊTE	ÊTRE BIEN AVEC SOI ET AVEC L'AUTRE
Exploration corporelle. Relaxation. Sensorialité.	Information pédagogique. Démystification des croyances, mythes, principes erronés. Travail sur les fantasmes. Désensibilisation.	Thérapie sexuelle et thérapie de couple. Exercice de gestion de l'excitation sexuelle. Apprentissage de la stimulation orgasmique. Apprentissage de la masturbation. Techniques d'affirmation de soi. Apprentissage des caresses.

Comme pour toute prise en charge ou traitement, il n'y a pas d'effet magique. La solution consiste à agir de deux manières complémentaires qui sont reliées de façon dynamique :

1. *On diminue ou on gère tous les facteurs d'anxiété* et on réduit tous les parasites présents dans l'échec sexuel (ruminations, réactions négatives du couple, etc.).

2. *On augmente ou on gère tous les facteurs d'excitation sexuelle* peu ou pas assez présents lors du rapport sexuel : routine, endormissement du couple, évitement des rapports sexuels, fausses fatigues, absence de fantasmes, absence de caresses, précipitation, etc.

En agissant sur les paramètres sexuels négatifs (qui renforcent l'échec en inhibant la satisfaction) et en développant les paramètres sexuels positifs (qui renforcent l'excitation), on diminue ce qui est négatif et on accroît ce qui doit être positif.

À retenir

N'oubliez jamais que le moteur du rapport sexuel est avant tout l'excitation. C'est elle qui amène, chez l'homme comme chez la femme, les réactions physiologiques nécessaires pour le rapport sexuel.

Les différentes techniques

La désensibilisation et l'exposition progressive au stress

Face à un problème qui déclenche souvent la peur, l'évitement, le doute ou la culpabilité, il y a différentes solutions :

— Ou j'évite la confrontation et, à court terme, je me sens mieux mais je ne résous pas le problème.

— Ou j'y vais, je répète, je réessaie mais avec une telle angoisse que je rate de nouveau.

— Ou je tente une approche progressive de la peur en me donnant des objectifs faciles, en me fixant des étapes intermédiaires entre le rien et le tout.

On parle de techniques de désensibilisation lorsque la progression est faite d'étapes « fines », très rapprochées, minimalistes, plus facilement « digérables » pour aller vers le but fixé.

On parle de techniques d'exposition lorsque la progression est faite d'étapes moins nombreuses mais plus « épaisses » dans le découpage, plus lentes à « digérer », pour aller vers le but fixé.

En fait tout dépend de mon problème et de ma personnalité. Ce n'est, malgré tout pas la peine d'aller trop vite, notre organisme a son rythme propre et c'est lui qui décide de la progression, brûler les étapes ralentira le résultat et empirera le problème.

Pour construire la liste de situations que je vais utiliser au cours de la désensibilisation ou de la technique d'exposition, je vais me donner une méthode.

J'ÉTABLIS MA LISTE

1. Je note sur une feuille tout ce que je ne fais plus au cours d'un rapport sexuel depuis l'apparition du problème sexuel.
2. Je note également tout ce que j'essaie encore de faire actuellement, mais que j'appréhende, qui me rend anxieux, me confronte à l'échec.
3. Je mets devant chaque situation un chiffre de 0 à 100 correspondant à mon niveau d'angoisse face à la situation décrite (0 : pas d'angoisse, 100 : maximum d'angoisse). Si la situation que j'évite ou que j'essaie m'angoisse peu, le chiffre est alors plus près de 0. Si la situation que j'évite ou que j'essaie m'angoisse beaucoup, le chiffre est alors plus près de 100.
4. Je note sur une autre feuille, en haut, la situation la plus simple que j'accepte ou accepterais et qui ne me procurerait pas d'angoisse (ou un minimum). En bas de la feuille, je note l'objectif final à atteindre, qui évidemment m'angoisse beaucoup actuellement. Entre ces deux extrêmes, je place les situations intermédiaires notées sur la première feuille et je les classe par ordre de niveau d'angoisse en fonction du chiffre noté devant chaque situation.
5. Je vérifie l'ensemble de la liste, de la situation la plus simple à la situation la plus compliquée. Je regarde mentalement si elle correspond bien à ma progression personnelle et à la réalité actuelle pour arriver au but.

Imaginons que ma peur face à mon problème soit de 100 sur une échelle allant de 0 à 100 (0 étant l'absence de peur et 100 la peur extrême).

— *Dans la désensibilisation* : je vais apprivoiser ma peur en la découpant en exercices, du moins angoissant au plus angoissant, cotés par exemple : 0, 5, 10, 15, 20, etc. jusqu'à 100. Cela fait en tout une vingtaine d'exercices.

— *Dans l'exposition* : je vais apprivoiser ma peur en la découpant en exercices, du moins angoissant au plus angoissant, cotés par exemple 0, 20, 40… jusqu'à 100. Cela fait en tout cinq à six exercices au maximum, plus difficile peut-être, mais tout aussi efficace.

Le principe est de suivre cette progression à son rythme, de ne jamais brûler les étapes et de ne passer à l'exercice suivant que lorsque l'exercice précédent ne suscite plus du tout d'angoisse. Cela ne sert à rien, pour aller plus vite, de bâcler le travail : l'échec est au bout. Le corps, comme l'esprit, a besoin de temps non pas pour comprendre l'exercice mais pour l'assimiler et l'intégrer.

Ce n'est pas la peine, par exemple, de vouloir reprendre la pénétration dans le cas d'un blocage sexuel si déjà les caresses dans le couple sont source de malentendus ; cela ne sert à rien de vouloir retrouver un plaisir orgasmique si l'image que l'on a de son corps est toujours négative.

À retenir

Chaque individu a son propre rythme de progression, que ce soit dans l'apprentissage de la gestion de l'éjaculation, dans l'apprentissage orgasmique ou dans le traitement d'un lâchage de l'érection.
Il est nécessaire de respecter le principe de la progression et de la répétition dans les exercices : pour atteindre le but, il faut s'en donner les moyens.

EXEMPLE DE DÉSENSIBILISATION EN CAS DE VAGINISME	
• Regarder un dessin représentant les zones sexuelles féminines	0
• Regarder ses zones sexuelles	2
• Toucher, explorer ses zones sexuelles	5
• Explorer l'intérieur du vagin	30
• Explorer les zones sexuelles masculines	50
• Le partenaire, sous le contrôle de la femme, explore le vagin	60
• Il y a contact verge-vagin	70
• Il y a pénétration du gland	80
• Il y a reprise des rapports sexuels	100

Le chiffre à droite correspond à une note d'angoisse entre 0 et 100 (0 : pas d'angoisse, 100 : angoisse extrême).

EXEMPLE D'EXPOSITION PROGRESSIVE EN CAS D'INHIBITION DU DÉSIR (*SENSATE FOCUS*)	
• Caresses générales sur tout le corps, sans toucher les zones sexuelles, l'un après l'autre, sans pénétration	20
• Caresses générales associées à l'exploration des zones sexuelles sans s'y focaliser, sans pénétration. Les réactions sexuelles absentes ou présentes ne sont pas prises en compte	40
• Exploration plus poussée des zones sexuelles, en s'y focalisant, mais sans pénétration	60
• Pénétrations « désintéressées » comme moyen d'améliorer l'excitation et non comme but pour parvenir à un résultat	80
• Reprise des rapports sexuels	100

Le chiffre correspond au niveau d'angoisse et de difficultés (entre 0 : pas d'angoisse et 100 : angoisse extrême).

➤ Vos remarques concernant cette technique

« C'est trop mécanique ! »

Exprimés comme un devoir, mis en pratique comme une simple technique, ces exercices peuvent vous donner l'impression que la sexualité n'est qu'une pure mécanique, une « tuyauterie ». N'oubliez pas néanmoins que c'est déjà ce que vous faites. Vous êtes tellement obnubilé par la volonté de réussir ou la peur de rater que vous en oubliez les mots, les gestes, la tendresse. Vous pensez déjà aux résultats avant d'avoir commencé.

« Ce n'est pas assez romantique... »

C'est vrai, pris comme tel. Mais c'est à vous et à votre partenaire d'y mettre les « jolis rubans » et le « papier cadeau ». C'est le moment de réapprendre la communication amoureuse, sentimentale, érotique. Rappelez-vous ce que vous avez fait lorsque vous vous êtes rencontrés ou lors des dernières rencontres amoureuses et/ou sexuelles positives que vous avez vécues. Qu'avez-vous fait pour cela ? Qu'avez-vous fait pour attirer votre partenaire à vous ?

Les techniques cognitives

Parallèlement aux exercices de thérapie comportementale, il vous faut également agir sur les pensées parasites, les ruminations mentales, les scénarios catastrophes.

La dédramatisation et la prise de recul sont nécessaires pour ne pas s'enfermer dans un discours négatif stérile. Pour cela, vous allez vous servir de la technique dite de la triple colonne de Beck (du nom du spécialiste qui a travaillé sur le traitement des pensées négatives dans la dépression).

— **Dans la première colonne,** je note la situation qui me pose un problème *(je suis avec ma partenaire et je voudrais avoir un rapport sexuel).*

— **Dans la deuxième colonne,** je note les émotions qui y sont rattachées *(j'ai peur, je tremble, je panique).*

— **Dans la troisième colonne,** je note les pensées ruminatoires qui sont rattachées à la situation et aux émotions *(je vais rater, elle va m'en vouloir, je ne suis plus un homme, etc.).*

LES TROIS COLONNES		
Situation	**Émotion**	**Cognition**
Impossibilité de pénétration au cours d'un rapport sexuel.	Peur, angoisse, boule dans la gorge.	Je ne suis pas une femme normale, mon mari ne restera pas avec moi.
Lâchage de l'érection au cours d'un rapport sexuel.	Panique, mal de ventre.	Elle va me quitter. C'est la vieillesse.

En remplissant les trois colonnes, vous allez remarquer que, de manière conditionnée, vous réagissez par les mêmes émotions et les mêmes pensées.

Certaines personnes, moins attachées à la réussite et au résultat, ne vivront pas la situation d'échec (un lâchage de l'érection, une douleur, une éjaculation rapide) comme un drame, elles ne noteront pas d'émotion négative dans la deuxième colonne ou de pensées ruminatoires dans la troisième colonne. D'autres, en revanche, auront systématiquement des émotions et des pensées négatives, causes, vous le savez maintenant, d'un échec répété systématique.

Une fois ces trois premières colonnes remplies, vous allez en ajouter deux autres.

— **Dans la quatrième colonne,** je note ce que je pourrais me dire de plus positif, de plus honnête, de plus objectif concernant mon problème *(je ne suis peut-être pas en forme actuellement, mais je sais que ma partenaire m'aime profondément ; nous avons pu en parler ensemble et elle m'a rassuré).*

— **Dans la cinquième colonne,** je note le résultat que je vise, c'est-à-dire ce que je vais faire pour mieux progresser *(je vais choisir un moment plus calme ; je vais éviter de me mettre en échec en prenant plus de temps pour les caresses).*

LES CINQ COLONNES				
Situation	**Émotion**	**Pensée négative**	**Pensée alternative**	**Résultat**
Impossibilité de pénétration au cours d'un rapport sexuel.	Peur, angoisse, boule dans la gorge.	Je ne suis pas une femme normale.	Je sais montrer de l'affection à mon mari, il est d'accord pour m'aider et le médecin avec moi.	Je ne pense pas à l'enfant maintenant, je règle mon problème sexuel, je vais essayer de mieux connaître mon sexe qui me fait peur.
Lâchage de l'érection au cours d'un rapport sexuel.	Panique, mal de ventre.	Elle va me quitter. C'est la vieillesse.	Je suis stressé actuellement, ce n'est pas le moment de vouloir des performances, d'ailleurs ma femme ne m'a jamais fait de critique.	Nous allons d'un commun accord essayer de prendre du temps à deux pour, déjà, nous retrouver.

➤ Vos éventuelles remarques concernant cette technique

« Je me prends déjà trop la tête ! »

Le but de cette technique est justement de faire le tri dans votre manière de penser les problèmes. Pris par la peur, l'angoisse, les ruminations, vous avez tendance, d'une part, à n'avoir en tête que des pensées négatives, frustrantes, perturbantes, qui renforcent et maintiennent votre problème, et, d'autre part, à ne plus pouvoir discerner le vrai du faux ; la dramatisation, la focalisation obsédante vers un retour à la normale vous empêche de repérer des parcelles de positif (câlins, mots affectueux, comportements positifs). C'est le but de cet exercice : repérer les pensées négatives qui aggravent votre problème et trouver une manière moins dramatique de penser le problème.

« J'ai déjà essayé de me raisonner... »

Il n'est pas question de se répéter dans sa tête, de manière artificielle et magique : « Ça va marcher, ça va marcher... » Il n'est pas question de contrôler, de maîtriser ses pensées. Cet exercice va vous permettre de vous rendre compte du cycle infernal négatif dans lequel vous vous trouvez, et vous amener à faire autrement, à penser de manière plus objective, à rendre plus humaines ces pensées (entre le positif excessif : « tout va aller bien », alors que ce n'est pas vrai, et le négatif dramatique : « c'est fichu pour moi »).

Les techniques à médiation corporelle

Des techniques spécifiques existent pour permettre une meilleure gestion émotionnelle. Elles abaissent la tension intérieure et facilitent l'expérience du lâcher-prise, la découverte de sensations plus positives. Ces techniques à médiation corporelle vont de la relaxation à l'hypnose en passant par la sophrologie ou la musicothérapie. Elles vous seront très utiles durant la prise en charge de votre problème.

➤ La respiration synchronique

Cet exercice de quelques minutes est à répéter plusieurs fois par jour, en position assise, debout ou allongée, en fonction des circonstances. Vous allez parler à la première personne, comme si vous vous adressiez à vous-même.

- Je ferme les yeux si j'ai besoin de me couper du monde extérieur. Je peux aussi fixer un point devant moi. J'essaie de faire le vide dans ma tête, cela me sera plus facile en me centrant sur ma respiration, non pas sur ma respiration thoracique mais sur ma respiration abdominale. Si des pensées viennent me parasiter, je ne m'en occupe pas, je me concentre sur ma respiration uniquement : j'inspire en gonflant le ventre (3 secondes) et, en fin d'inspiration, je bloque pendant quelques secondes ma respiration en apnée.

- J'expire lentement en creusant le ventre (6 secondes).
- Si je le désire, je peux visualiser mentalement, pendant le temps expiratoire, un mot, un objet ou une situation simple qui, pour moi, représente le calme, le positif. (Ce mot, cet objet est évidemment tout à fait personnel ; il est possible d'en changer, mais il vaut mieux, dans la mesure du possible, garder le même référent pendant l'exercice.)
- Je peux refaire cet exercice une dizaine de fois.

➤ La technique de désensibilisation ou d'acceptation progressive sous relaxation

Nous avons vu plus haut le déroulement d'une technique de désensibilisation par exercices progressivement angoissants. La même technique peut être utilisée sous relaxation.

- Après plusieurs inspirations-expirations en respiration synchronique, je me concentre sur chaque situation de la liste que j'ai établie. Je commence par me concentrer sur la situation la moins angoissante, je la répète jusqu'à ce que je m'y habitue (angoisse = 0).
- Je fais cet exercice autant de fois que nécessaire pour diminuer mon angoisse. Je peux alors passer à la situation suivante, et ainsi de suite.
- Je peux, au cours d'une même séance, me concentrer sur deux situations maximales, que j'évoquerai l'une après l'autre, en respectant la hiérarchie de mes peurs et le principe de la progression-répétition.
- Par exemple, je me concentre sur une image : contact du doigt avec le vagin ou caresse sur verge molle. L'angoisse

apparaît. Je fais revenir cette image et l'angoisse qui y est associée jusqu'à ce que cette angoisse disparaisse. Je passe alors à la suivante.

Une variante

• Après plusieurs inspirations-expirations en respiration synchronique, je me concentre sur une situation angoissante en commençant par la plus simple (comme ci-dessus), mais je pense à la version positive de la situation sur laquelle je travaille.

• Par exemple, je me concentre sur une image : contact du doigt avec le vagin, caresse sur verge molle. L'angoisse est ici remplacée par une vision positive de la situation : le contact du doigt avec le vagin, les caresses sur la verge molle apportent une notion de réussite, d'efficacité dans la progression de la liste que j'ai construite.

Une autre variante

• Après plusieurs inspirations-expirations en respiration synchronique, je me concentre sur une situation d'angoisse en commençant toujours par la plus simple mais, cette fois, je me concentre sur la version partiellement positive de la situation sur laquelle je travaille. Cette façon de travailler est utile lorsqu'il paraît plus facile d'imaginer positivement une partie de la situation que sa totalité (jugée trop irréaliste).

• Par exemple, je me concentre sur l'exploration des zones sexuelles en imaginant que je réussis uniquement à poser ma main sur ces zones sexuelles, sans aller plus loin. Même si le reste de l'exercice est difficile et si, seule, cette première partie est positive, c'est déjà satisfaisant.

Au travers de la visualisation mentale, nous pouvons donc :

— Visualiser la situation négative telle qu'elle est.

— Visualiser la situation de manière positive.

— Visualiser la situation partiellement positive.

Le résultat est de pouvoir s'autoriser à changer sa vision toujours négative de la situation.

Les techniques cognitives sous relaxation

Nous allons utiliser une technique particulière appelée le « *stop de la pensée* ».

• Après quelques inspirations-expirations en respiration synchronique, vous allez vous concentrer sur une pensée qui vous parasite *(je ne vais pas réussir, je ne suis pas à la hauteur)*. Dès que vous avez bien inscrit cette pensée dans votre esprit, ce qui ne devrait pas être trop difficile, vous mettez un stop mental.

Vous pouvez visualiser ce stop de la façon dont vous le souhaitez *(je pense à chaque lettre du mot « stop », j'imagine le mot « stop » entouré de rouge, etc.)*. Ce signal, qui vous est propre, sert simplement à mieux faire ressortir le stop.

• Dès que vous vous êtes concentré sur ce stop, vous pensez de nouveau à la pensée parasite. Cela peut durer de quelques secondes à quelques minutes. Vous mettez alors de nouveau un stop, durant quelques secondes ou quelques minutes, et ainsi de suite, jusqu'à ce que cette pensée ruminatoire perde de son pouvoir parasitant.

• Vous créez ainsi une chaîne : pensée parasite-stop, pensée parasite-stop, etc.

Une variante

Vous pouvez faire le même exercice en remplaçant le stop par une pensée positive, agréable (version positive de la pensée ruminatoire parasitante).

Au lieu de mettre un stop, je me dis : « J'ai bien réussi à certains moments. Pourquoi pas aujourd'hui ? », ou : « Je peux accepter de rater, c'est normal de rater. Seuls les gens parfaits réussissent tout. »

Les techniques d'élaboration fantasmatique

Les techniques de relaxation permettent un lâcher-prise par la modification du champ de conscience qu'elles induisent. On se trouve dans un état proche d'un état second, entre l'état de veille et l'état de sommeil, mais où l'on garde toujours, contrairement à ce qui est souvent dit, un certain contrôle sur soi.

Cet état d'ouverture favorise le développement d'un imaginaire adapté à la sexualité. Plus je suis proche d'un état de conscience ordinaire (vie ordinaire), plus je me laisse parasiter par mon environnement. Plus je lâche prise grâce à ces techniques, plus je peux ouvrir mon imaginaire et le développer. Encore faut-il que je veuille avoir envie d'élaborer mes propres scénarios érotiques.

EN RÉSUMÉ

— Donnez-vous le droit d'essayer votre imaginaire : cela ne veut évidemment pas dire que vous allez mettre vos idées en pratique.
— Gardez pour vous vos scénarios érotiques, ils perdent souvent de leur charme lorsqu'on en parle au conjoint ou lorsqu'on veut les réaliser.
— Si vous évitez d'ouvrir votre imaginaire aux fantasmes et aux scénarios érotiques, vous ôtez une part du jeu amoureux. Essayez d'explorer cette rêverie plutôt que de dire non par principe.

• Je pars de ce que je m'autorise entre le « sage » et le « pas sage », je tiens compte de mes interdits, de mes tabous, de mes désirs. Je peux utiliser ce que j'ai dans mon quotidien : livres érotiques, films érotiques ou autres, le « soft » ou le « hard » pour élaborer mes propres scénarios sans culpabilité (puisqu'ils ne sortent pas de ma tête).

Ces scénarios servent de moteur à l'expérience sexuelle, au déclenchement du désir. Ils sont parfois très utiles. Durant les séances de relaxation en rupture avec la vie quotidienne, un réel travail d'élaboration peut s'effectuer qui permet, en toute « impunité », d'accepter le scénario fantasmatique.

• Si une pensée parasite culpabilisante survient, et il y en aura, je mets un stop juste après ma pensée négative et je me concentre de nouveau sur mon scénario érotique. Je me laisse aller sans risque.

JE CONSTRUIS MON SCÉNARIO ÉROTIQUE

1. Je prends une feuille et je commence par noter le contexte qui m'inspire le plus en état de relaxation. Je ferme les yeux, si besoin, pour mieux appréhender tous mes sens : ce que j'aime voir, ce que j'aime sentir, ce que j'aime goûter, ce que j'aime toucher, ce que j'aime entendre.

Je crée ainsi une atmosphère positive, un contexte où j'évolue avec les stimulations sensorielles que je préfère. Ce n'est pas forcément un paysage, cela peut être une situation toute simple de la vie quotidienne où les sensations que j'aime sont présentes.

2. J'utilise mes rêves érotiques, si j'en ai, ou si j'accepte de les regarder en toute simplicité. Sinon, je prends le temps de regarder un film ou un livre.

Je commence par du « soft », plus doux, et je vais vers du « hard », plus cru. J'explore mes réactions entre le dégoût, le neutre et l'excitant. Surtout, je ne mets pas de connotations morales. L'important est de faire l'expérience de mes émotions, de mes peurs, de mes interdits et de mes contradictions. Je ferai ce que je veux après ce travail, en toute connaissance de cause.

Chaque fois qu'un frein apparaît dans mes réactions face à une situation sexuelle que je lis, que je vois ou que j'imagine, je me pose la question : Est-il là, ce frein, parce que je ne veux pas vivre cette situation ? Et j'ai alors le droit de dire non. Ou bien est-il là, ce frein, parce que j'ai peur de ressentir quelque chose et que je m'interdis l'éventuel plaisir de ressentir ? J'élimine ce qui ne me convient pas.

3. Lorsque, dans mon scénario érotique, j'ai intégré le contexte sensoriel et ma place dans le script, je peux me donner le choix. J'en ferai ce que j'en voudrai. Il n'est pas obligatoire à ma vie sexuelle, il peut induire un désir lorsque le contact ou les débuts sont difficiles. En tout cas, c'est préférable à beaucoup de pensées parasites et ruminatoires.

➤ Vos remarques concernant cette technique

« Ça ne paraît pas sérieux... »

En matière de sexualité, il y a deux courants extrêmes qui s'affrontent. D'un côté : la sexualité, c'est du sérieux, il faut faire ça bien, dans les formes, les règles, il faut de l'amour, des sentiments, on ne rigole pas... De l'autre côté : la sexualité, ça sert à se défouler, on fait ce que l'on veut, quand on veut, comme on veut, avec qui on veut, il suffit que le partenaire soit d'accord.

En travaillant sur votre corps et vos émotions, vous allez explorer des domaines intimes dans le lâcher-prise, dans les sensations, dans les images érotiques. C'est, souvent, une très grande part du blocage. Avancez à votre rythme, essayez ces exercices comme autant de découvertes sur vos facilités ou vos résistances au laisser-aller. Il n'est pas question de faire plus ou moins sérieux, il est question d'être heureux(se) avec son partenaire.

« C'est pour les *babas cool* ! »

Les méthodes de relaxation ont été très souvent utilisées pour permettre de mieux gérer son stress, de mieux connaître son corps, de lâcher prise face aux tensions, d'apaiser son esprit. Leur efficacité a été démontrée scientifiquement pour ce type d'indications.

La relaxation, comme toute approche corporelle, permet de découvrir son corps et les blocages qui y sont associés. Il est vrai que les personnes calmes et « cool » sont plus réceptives à ce genre de méthode, mais elles ont aussi moins de risques d'être stressées et d'avoir des troubles sexuels liés à l'anxiété ou à l'angoisse.

Se relaxer s'apprend. Ce n'est pas magique. L'apaisement des tensions favorise le développement de la sexualité.

« Travailler sur les fantasmes, c'est pervers »

Non. Ce qui est pervers, c'est de mettre en pratique une sexualité qui ne respecte pas la personne humaine, qui oblige l'autre à subir ou à faire ce qu'il ne veut pas, qui utilise systématiquement le corps et la relation physique dans un but avilissant.

Le fantasme reste dans la tête, comme stimulant. Sa version pratique, c'est la fantaisie, le petit jeu à deux, le « piment à deux » à un moment donné, dans un contexte donné, avec la liberté permanente de faire ou de ne pas faire, et sans que personne ne se sente prisonnier.

Les techniques orientées sur les solutions

Ces techniques s'utilisent en couple. Elles partent du principe que, très souvent, le problème sexuel se maintient, car un couple répète les mêmes solutions qui conduisent à l'échec.

Nous avons déjà souligné qu'un grand nombre de réponses au problème sexuel aggravaient en fait le problème et qu'il valait mieux, face à ces échecs répétés, arrêter tout ce qu'on faisait de négatif et imaginer autre chose[1].

C'est maintenant que vous allez pouvoir élaborer une nouvelle stratégie. Les solutions déjà essayées vont souvent dans deux directions : l'évitement de la sexualité et/ou la répétition de comportements sexuels ratés.

---

1 Voir aussi p. 151.

➤ Les tentatives de solutions

• Vous allez, à deux, retrouver et noter les solutions que vous avez déjà essayées, comme dans le tableau ci-après.

Liste des tentatives de solutions (ce que j'ai déjà fait pour résoudre ce problème)	**RÉSULTATS**		**Liste des tentatives de solutions (ce que l'autre a déjà fait pour résoudre ce problème)**
	pour moi	**pour l'autre**	
J'évite les rapports sexuels, car j'éjacule trop vite.	Calme	Frus-tration	Montre-moi ton désir. Essayons quand même.

• Vous allez remplir un tableau de la façon suivante :
— 1re colonne : quelles sont les solutions déjà essayées par vous et votre partenaire ? (Vous reprenez les solutions déjà citées dans le 1er tableau.)
— 2e colonne : quelle serait la solution paradoxale, c'est-à-dire la solution opposée à celle mentionnée dans la 1re colonne (même si elle vous paraît stupide, extrême, folle, impossible) ?
— 3e colonne : quel est le compromis de couple acceptable entre la solution-échec (1re colonne) et la solution paradoxale (2e colonne) ?
— 4e colonne : quel est le résultat ? Le compromis a-t-il réussi ?
— 5e colonne : si le résultat n'est pas positif, quelle est la solution qui permet d'apporter la plus petite modification et qui va vous satisfaire dans votre jeu sexuel ?

Tentative de solution	Solution para-doxale	Compromis	Résultats	Compromis minimal
J'évite.	Je vais voir ailleurs.	Nous allons tous les deux « faire l'amour » ailleurs (à l'hôtel).	Positif pour la femme (climat). Négatif pour l'homme (éjaculation précoce).	Vous vous retrouvez à l'hôtel si vous voulez, mais uniquement pour des caresses et l'exploration du corps par les cinq sens.

➤ Les pas vers la solution

Il s'agit de progresser, pas à pas, vers la solution. Décrivez en quelques lignes ce que vous feriez ou changeriez au cours d'un rapport sexuel si le problème disparaissait.

Ce que vous faites ou ne faites plus actuellement depuis le problème	Ce que vous feriez en l'absence de problème	Qu'imaginez-vous de la réaction de votre conjoint face à ce changement ?	Réaction réelle du conjoint	Solution de compromis
Je ne caresse plus mon partenaire. Je ne pénètre plus.	Je serais plus tendre, plus amoureux. Je pénétrerais plus souvent.	Elle aimerait sûrement. Cela lui plairait.	J'aime beaucoup. Il va un peu trop vite.	Caresses globales. Pas de pénétration dans un premier temps.
J'hésite à aller vers mon conjoint. Je ne fais rien.	J'irais vers lui plus souvent pour lui caresser le visage.	Il aimerait peu cela, car il veut du sexe.	J'aime beaucoup, mais j'ai envie de plus.	Aller vers lui en lui demandant de ne pas toucher tout de suite les zones sexuelles.

➤ La construction de la solution

Il s'agit de construire la solution en fonction de mon idéal supposé.

• Décrivez, dans le détail, ce que serait votre rapport sexuel dans l'idéal : où, quand, comment, etc. La cotation est sur 10 (échelle allant de 0 à 10 ; 0 : rapport sexuel négatif ; 10 : rapport sexuel positif).

DANS L'IDÉAL		
Ce que je fais Ce que l'autre fait	**Ce que je pense**	**Ce que je ressens**
Je caresse. Elle me parle.	J'imagine que nous sommes sur une plage. Je suis superfier de moi.	Frissons. Tension. des muscles.

• Demandez-vous où vous en êtes actuellement. Cotation : .../10 sur une échelle allant de 0 à 10 (0 : rapport sexuel négatif ; 10 : rapport sexuel positif).

ACTUELLEMENT		
Ce que je fais Ce que l'autre fait	**Ce que je pense**	**Ce que je ressens**
Précipitation sur les zones sexuelles. Je traîne devant la télévision.	Elle ne me désire pas. Elle me trompe.	Crispation. Palpitations. Énervement.

• Choisissez un compromis entre votre vision idéale et votre vision actuelle.

Ce que je fais Ce que l'autre fait	Ce que je pense	Ce que je ressens

➤ Vos éventuelles remarques concernant cette technique

« Les solutions paradoxales me font peur... »

Le but de cette technique est de trouver des solutions aussi ridicules dans le paradoxe que les solutions que vous avez utilisées parfois pendant des années et qui ont aggravé le problème. Quitte à faire pire ! Plutôt que de rater tout le temps, imaginez l'inverse, toutes les éventualités, des plus simples aux plus aberrantes.

Écrivez-les, réfléchissez aux avantages et inconvénients de toutes ces solutions, autres que celles que vous et votre conjoint avez déjà utilisées avant de lire ce livre. Vous trouverez ainsi des compromis entre ces deux extrêmes.

« Et si mon (ma) conjoint(e) met en pratique la solution paradoxale ? »

C'est qu'il (elle) n'aura pas compris ou voulu comprendre le sens de cette technique. C'est qu'il (elle) avait déjà cette idée en tête et qu'il (elle) utilise le prétexte de cet exercice pour s'autoriser à passer à l'acte. Pour être efficace, cette technique doit être utilisée avec la réelle motivation de trouver un compromis à deux.

Les techniques de communication verbale

Leur mise en œuvre nécessite la prise en compte du corps, du mental, mais, avant toute chose, du contexte relationnel.

Nous avons noté à plusieurs reprises que l'un des facteurs le plus fréquemment mis en cause dans l'apparition et le maintien des troubles sexuels est le couple. Nous avons également remarqué que les problèmes sexuels évoluent presque toujours, à plus ou moins long terme, vers une dysharmonie conjugale. Les couples jusque-là sans problème particulier peuvent aussi développer du ressentiment suite aux échecs sexuels, aux attentes déçues, aux revendications agressives…

Le malaise conjugal est d'autant plus fréquent que les partenaires vivaient avant dans une fragilité relationnelle ou dans un faux équilibre que l'apparition du problème sexuel va mettre au grand jour (c'est « la goutte qui fait déborder le vase »). Quelle que soit la configuration du couple, il faut donc trouver ou retrouver des temps et des lieux d'échanges. Cela veut dire qu'il vous faut trouver avec votre partenaire des moments privilégiés, pas « à la va-vite ». Vous pouvez trouver cela artificiel, programmé, mais cela ne peut pas être pire que ce que vous faites et qui est « pire » Après la résolution du problème, vous ferez ce que vous voudrez. Mais, pour le moment, faites simple plutôt que compliqué. En vous donnant les moyens de limiter au maximum les parasites extérieurs environnementaux, vous limitez les risques d'échec.

➤ Prendre le temps

Il faut vous donner du temps : du temps pour résoudre le problème (cela ne se fait pas en quelques jours ou quelques semaines) ; du temps pour faire progressivement les « exercices sexuels » que vous pourrez lire plus loin ; du temps pour vous parler, pour vous caresser, etc.

➤ Avoir un lieu, un espace de liberté

Il faut vous donner un cadre pour mettre en pratique ce que vous lisez dans ce livre. Ce travail sexologique est plus facile à effectuer en tenant compte de la nécessité d'un lieu d'intimité, de tranquillité et de parole (pas n'importe où, pas n'importe quand pour faire n'importe quoi).

➤ Définir des objectifs communs et progressifs

Il faut définir le même objectif de départ et faire simple. Demandez-vous : « Quel est le plus petit progrès que nous pourrions effectuer ensemble et qui nous permettrait de débuter positivement notre programme de changement ? »

Déterminez un premier objectif agréable (se parler positivement, se caresser, éviter les zones sexuelles, etc.) et évitez ce qui peut être source d'angoisse (vouloir un résultat, refuser la communication dans le couple, exiger la performance et la réussite, s'obséder sur l'échec, etc.).

L'objectif final, le but, est certes la résolution du problème sexuel, mais l'utilisation d'étapes intermédiaires est nécessaire pour y arriver. Ne brûlez pas les étapes et n'allez pas trop vite. Prenez le temps de digérer et d'assimiler chaque étape avant de passer à la suivante.

➤ Parler le même langage positif

Il s'agit d'utiliser des formulations constructives, positives, apportant un intérêt à l'échange, valorisant ou, du moins, respectant le partenaire.

En pratique, cela veut dire :

— Renoncer aux énoncés vagues qui globalisent la critique : elle est froide au lit, il m'exaspère, etc.

— Transformer les formulations spécifiques négatives en formulations spécifiques positives :

— J'aimerais qu'il cesse de faire des heures supplémentaires en fin de semaine.

— J'aimerais qu'il fasse une sortie avec moi toutes les fins de semaine.

— J'aimerais ne pas être toujours celui qui prend l'initiative des contacts sexuels.

— J'aimerais qu'elle initie les contacts sexuels la semaine prochaine.

— J'aimerais qu'il cesse de laisser traîner son linge le matin quand il part pour le bureau.

— J'aimerais qu'il ramasse son linge tous les matins avant de partir.

Voici certains principes qui vous aideront à positiver :

Je m'exprime

— J'utilise le « je » et non le « on ».
— Je dis clairement, précisément et brièvement ce que je pense et ce que je ressens (pas de silence ou attente passive).
— J'exprime mes sentiments positifs.
— J'exprime ce que je ressens d'une façon non accusatrice mais directe et constructive.
— J'exprime mes demandes d'une façon constructive.
— Je ne sors pas du sujet (un sujet à la fois).
— Je respecte l'autre (pas d'insulte, pas de compliment déguisé, pas de sarcasme, pas de remarque désobligeante sur le passé ou le présent, pas de critique générale).

J'écoute

— Je laisse l'autre parler.
— J'écoute l'autre de façon active (yeux, visage, mouvements, position du corps).
— Je ne me mets pas systématiquement en désaccord.

Je vérifie

— Je vérifie si j'ai bien compris ce que l'autre a dit en le lui demandant.
— Je vérifie si l'autre a bien compris ce que j'ai dit en le lui demandant.
— Je vérifie si l'autre pense ou ressent ce que je crois qu'il (elle) pense ou ressent.

Je tiens compte de l'autre

— Je vérifie les besoins de l'autre et je les respecte.
— Je remarque le côté positif de ses comportements, de ses idées et de ses sentiments.
— Quand je suis d'accord avec l'autre, je le lui dis honnêtement.
— J'encourage l'autre à parler.
— Je n'interromps pas l'autre et je ne fais pas autre chose en même temps.

Modifier certaines croyances irrationnelles

Toute histoire conjugale est construite sur des bases que l'on nomme croyances. Elles participent à la structuration mais aussi à la crise du couple.

Voici quelques exemples de croyances fréquemment retrouvées :

Si j'ai des difficultés, c'est parce que mon partenaire n'est pas raisonnable...
Si j'avais choisi le bon partenaire, je n'aurais pas de problème relationnel majeur...
Dès que nous aurons de grosses difficultés, nous nous séparerons ou nous divorcerons...
Si nous nous aimons vraiment, nous n'aurons pas de grosses difficultés conjugales...
Si nous avons des problèmes de couple, c'est parce que nous ne nous aimons pas vraiment...
Un problème résolu est réglé une bonne fois pour toutes. Il ne reviendra plus ou, du moins, pas de si tôt...
Si tu m'aimes vraiment, tu m'acceptes comme je suis...
Je commencerai à te traiter mieux lorsque tu auras changé...
Je te traiterai mieux quand je recommencerai à t'aimer...
Tu devrais m'aimer pour les mêmes raisons qui me font t'aimer...

Si j'ai bien choisi mon partenaire, l'amour devra durer et demeurer inchangé pour toujours...
Un partenaire vraiment amoureux devrait toujours savoir, sans avoir à demander, ce qu'il doit faire pour que l'autre se sente aimé...
On ne peut être heureux que si l'on s'aime aussi intensément et de la même façon qu'au début, lorsqu'on se courtisait...

Pour progresser, vous devez essayer de transformer de façon constructive certaines de vos croyances. Voici quelques exemples de changements dont vous pouvez vous inspirer :

Mon partenaire me connaît bien : c'est une perte de temps d'exprimer mes pensées ou mes sentiments...
Si je ne communique pas régulièrement mes pensées et mes sentiments à mon partenaire, nous deviendrons progressivement des étrangers...
Seuls les faibles parlent de leurs sentiments...
Il faut plus de courage pour parler honnêtement de ses sentiments que pour garder le silence ; les gratifications qui en résultent valent largement les risques que je dois prendre...

Quelques remarques importantes

• *Le choix d'un partenaire pour la longue durée est très rarement le fait du hasard.* La sélection se fait en fonction de critères géographiques, culturels, sociaux, religieux, mais aussi psychologiques. Ces critères psychologiques dépendent de l'histoire de chacun, des modèles avec lesquels nous avons vécu qu'ils soient bons ou mauvais, présents ou absents.

• *Vivre ensemble demande un réajustement permanent.* Un couple est une dynamique. Il faut des temps de remise en question et des temps d'échange pour éviter la stagnation ou la sclérose.

• *Ce qui fait qu'un couple s'est choisi à une époque peut ne plus valoir grand-chose quelques années après.* Cela ne signifie pas que le couple ne s'aime plus, cela signifie que la structure du couple se modifie, s'adapte à la personnalité de chacun, laquelle évolue en fonction des événements de vie.

• *En cas de problème, la solution de facilité dans un couple est de se séparer.* Ce n'est pas la seule solution. Des techniques existent pour qui veut vraiment sauver son couple : techniques de communication, de résolution de problèmes, d'expression des sentiments positifs... Si tout a été essayé, il peut être utile de travailler avec son thérapeute sur la meilleure façon de se séparer.

• *Une crise peut être positive si un couple sait l'utiliser* pour améliorer son fonctionnement et modifier certaines habitudes négatives, statiques ou agressives.

• *Il est aussi facile de « caresser là où ça fait du bien » que de « taper là où ça fait mal ».* C'est une question d'habitude et d'attitude générale. Au lieu d'aller chercher dans le « sac à reproches » (les petits problèmes et les gros défauts s'y accumulent depuis des années), il suffit d'aller piocher dans le « sac à compliments » (les petits gestes et les bonnes surprises s'y accumulent aussi depuis des années).

• *Il est préférable de parler de ce que je peux changer aujourd'hui ou demain* plutôt que de ce que j'aurais dû changer hier. Évitez de ruminer le passé.

• *Qui veut améliorer le contact avec son conjoint devrait chaque soir se poser les questions suivantes :*

— Qu'est-ce que j'ai perçu de positif chez l'autre aujourd'hui ?

— Qu'est-ce que j'ai essayé de changer en moi aujourd'hui ?

— Qu'est-ce que je souhaite voir changer chez mon conjoint et que je dois essayer de formuler de façon positive (pas de critique) ?

— Qu'est-ce que je peux changer en moi qui renforcerait mon couple ?

• *Un couple grandit à partir du moment où chacun arrête de projeter sur l'autre ses désirs, ses attentes.* L'autre ne sera jamais un « clone » de moi-même, un double qui va dans mon sens. Il vaut mieux accepter la différence et accueillir ce que l'autre peut apporter de bon et que je ne possède pas.

• *Un couple grandit à partir du moment où chacun s'autonomise et grandit pour lui-même.* Je n'ai pas à attendre que l'autre fasse des efforts pour commencer les miens.

> **Attention**
>
> Lorsqu'un couple répète les crises et que les tensions s'accumulent, l'autothérapie peut ne pas suffire. Il peut être préférable qu'un professionnel (conseiller conjugal, psychologue, psychiatre formé aux thérapies de couple et au travail systémique) intervienne de l'extérieur. Il saura mieux gérer des situations conflictuelles par son regard global sur le système en crise.

Secteurs atteints		Difficultés	Propositions thérapeutiques
Comportements et attitudes	trop ➚	Obsessionnalisation Répétition des essais	Thérapie comportementale Exercices de sexothérapie Thérapie orientée sur les solutions Qualité de vie
	➘ pas assez	Évitement	
Émotions	trop ➚	Angoisse, stress, fébrilité	Relaxation Exercices de sexothérapie Image du corps positive
	➘ pas assez	Anesthésie du corps	
Cognitions	trop ➚	Ruminations Croyances irrationnelles Idées négatives	Thérapie cognitive Pédagogie Travail sur fantasmes Scénarios érotiques
	➘ pas assez	Imaginaire érotique Fantasmes	
Couple	trop ➚	Conflits Attitude négative du conjoint	Exercices de sexothérapie en couple Travail sur la communication Qualité de vie conjugale
	➘ pas assez	Routine, monotonie	

Chapitre 7

Vos exercices seul ou à deux

Parvenu à ce stade, vous êtes désormais en mesure d'aborder votre « autothérapie », seul ou en couple. Cette thérapie personnelle peut suffire à lever le problème que vous rencontrez. Elle peut aussi n'être qu'une étape, mais une étape indispensable, dans une prise en charge plus globale nécessitant l'aide d'un thérapeute.

• Donnez-vous un délai de trois mois avant de faire un premier bilan. Si les résultats viennent plus vite, tant mieux. Si c'est un peu plus long, ce n'est pas grave : votre problème prend des chemins de résolution plus longs, acceptez-le.

• Avant d'agir directement sur le problème sexuel, n'oubliez pas qu'il faut souvent traiter les facteurs associés (état d'anxiété, rumination mentale, comportement d'échec, attitude du conjoint).

• N'oubliez pas de pratiquer régulièrement votre autoévaluation : elle vous servira à mettre en place, avec le maximum d'efficacité, votre programme de changement[1].

---

1 Voir p. 98, 106, 113, 117 pour les tests d'évaluation.

• Fixez-vous des objectifs intermédiaires pour mieux atteindre le but : entre l'insatisfaction actuelle et l'objectif ultime, il y a des étapes à franchir.

• Faites, si possible, les exercices en couple.

• Ne dramatisez pas si des échecs surviennent : votre changement passe par des hauts et des bas, c'est normal.

• Prenez le temps de consolider vos acquis. Une réussite très rapide ne veut pas dire une réussite à long terme.

• Consultez toujours un spécialiste si vous pensez que votre problème s'explique par des causes organiques. Vous trouverez dans le dernier chapitre des renseignements utiles sur l'aide des professionnels. Si vous suivez déjà un traitement médical, seul votre médecin traitant peut le modifier, l'augmenter ou le diminuer, ce n'est pas à vous de le faire.

• Oubliez les médicaments miracles et les pilules du bonheur. Préférez l'efficacité durable à la rapidité trompeuse.

• Soyez honnête : vous ne pourrez pas régler vos problèmes si vous allez voir ailleurs en même temps.

Les troubles de l'érection

Pour débuter

• Posez-vous la question suivante : face à mon problème, à combien puis-je évaluer aujourd'hui mon degré de bien-être ?

• Donnez-vous une note de 0 à 10 : c'est votre indice de satisfaction actuelle face au problème que vous rencontrez.

0 : je ne suis pas satisfait, je ne suis pas heureux.

10 : je suis très satisfait, très heureux.

Il est normal que la note soit basse. Conservez cette note près de vous.

L'information de base

Avant de débuter la prise en charge, vous devez connaître quelques règles qui changeront vos croyances sur la sexualité.

➤ Il y a une solution au problème

— Même si votre panne sexuelle vous perturbe au point de vous stresser, de vous déprimer ou de créer dans votre couple un malaise, sachez que ce problème peut être réglé, qu'il y a une solution, mais que cette solution n'est pas magique.
— Si une solution magique (notamment médicamenteuse) existait, tout le monde le saurait, et je ne serais pas là à vous expliquer comment prendre en charge vos difficultés.
— Si vous avez le moindre doute, il existe des spécialistes compétents qui pourront vous aider. Cela ne vous empêche pas d'essayer les exercices proposés ici.

➤ La démarche doit être progressive

Quelle que soit l'origine de la panne sexuelle, quel que soit votre âge, la solution dépendra toujours de la manière dont vous prendrez en charge le problème. Il faut d'abord :

1. Essayer de s'entendre avec son partenaire sur l'aide que vous allez vous apporter réciproquement face au problème.
2. Gérer le stress avant d'améliorer l'excitation.
3. Améliorer l'excitation avant de vouloir retrouver une érection (développer l'excitation totale du corps même sans érection).

➤ L'acte sexuel ne se résume pas à la pénétration

— La pénétration est un moyen utilisé pour accentuer l'excitation, ce n'est pas le seul but ou le seul intérêt d'un rapport sexuel.

— La pénétration avec « va-et-vient » ne crée pas toujours l'orgasme, cela peut aussi créer l'ennui ou conduire à l'échec quand on veut aller trop vite et trop bien réussir.

— Les pannes sexuelles existent chez tous les hommes, à tous les âges.

— Ne confondez pas qualité sexuelle et quantité sexuelle. Il n'y a aucun lien entre ces deux notions : les dimensions d'une verge, l'intensité de la pénétration, la fréquence des rapports sexuels n'ont jamais été des critères de virilité et d'efficacité sexuelle, que ce soit pour l'homme ou pour la femme.

— Ce qu'une femme peut aimer dans un rapport sexuel n'a peut-être rien à voir avec ce que vous imaginez. Posez-lui la question, ne projetez pas sur l'autre votre propre conception d'un rapport sexuel « normal ». Avant la sexualité, il y a la sensualité, la sensorialité.

— Ne confondez pas la capacité à avoir une érection (et une pénétration efficace) et la capacité à déclencher un orgasme chez votre partenaire : l'orgasme ne dépend pas uniquement de l'érection maintenue en intravaginal, il dépend aussi d'autres facteurs (l'état de détente du partenaire, son bien-être physique, le climat, le déroulement de sa journée, etc.).

— Plus on avance en âge, moins on peut se permettre de faire n'importe quoi en matière de sexualité. Vous aurez davantage besoin de temps, pour être excité, pour maintenir l'érection, pour gérer l'éjaculation, pour avoir un autre rapport. Donc, pas de précipitation.

— Le rapport sexuel est un jeu dans le sens « noble » du terme. Le but est d'être bien ensemble, d'avoir du plaisir, et non de battre des records en « bricolant avec sa verge ».

➤ Il y a un « avant et un après » le problème

— Rappelez-vous comment vous agissiez quand il n'y avait pas de problème, ce que vous faisiez pour que le rapport sexuel et le contexte affectif soient positifs.

— Souvenez-vous des solutions que vous avez déjà mises en place pour régler le problème et qui ont eu pour conséquence de le maintenir.

— Demandez-vous quels seraient les premiers signes d'un début de changement positif pour vous, pour l'autre, pour votre couple.

L'exposition progressive au stress de la panne

Que vous réagissiez par la peur de l'échec ou l'angoisse de performance, le résultat est le même : l'anxiété ou le stress associés aux pensées négatives accentuent les difficultés, quelle qu'en soit la cause psychique ou physique.

Pour lutter efficacement contre ce phénomène d'anxiété, vous allez aborder votre problème de façon *progressive* et réapprendre, étape par étape, à gérer autrement le rapport sexuel et, notamment, la pénétration. Vous utiliserez la technique du *sensate focus* qui est adaptée aux troubles de l'érection. Celle-ci demande l'aide et la participation de la partenaire.

➤ Caresses générales sans focalisation sur la verge

• Vous allez, l'un après l'autre, vous caresser sur tout le corps (de la racine des cheveux à la pointe des orteils !), sans toucher les zones sexuelles et sans pénétration. Pour accentuer les sensations et améliorer la douceur ou la chaleur, vous pouvez utiliser de l'huile de massage ou du talc.

• Dites-vous ce que vous aimez dans ce jeu (plus fort, moins fort, plus comme ceci, plus comme cela). L'érection qui peut être déclenchée indirectement par ce type de caresses n'est pas importante voire inutile : s'il y a érection, tant mieux ; sinon, ce n'est pas grave. Le but de cet exercice est de favoriser l'amélioration de l'excitation corporelle globale ; l'érection ne sert à rien à ce stade-là, cherchez même à ne pas en avoir.

• Profitez-en pour vous laisser aller tous les deux, pour retrouver ce que vous avez peut-être expérimenté par le passé et que votre couple a oublié par habitude et monotonie.

• Passez tour à tour par une phase où vous êtes actif et une phase où vous êtes passif. Vous sentirez mieux la différence entre donner et recevoir des caresses.

• Lorsque vous décidez l'un et l'autre d'arrêter, faites-le sans crainte et sans angoisse. L'absence de suite (pas de pénétration) vous permet de vous focaliser uniquement sur ce qui est agréable (les caresses), sans vous préoccuper du résultat. L'érection et la pénétration ne sont pas nécessaires à cette étape, rappelons-le.

• Répétez cet exercice autant de fois que vous le jugez nécessaire. Cela peut durer plusieurs semaines.

➤ Caresses globales et intégration des zones sexuelles

• Vous allez, l'un après l'autre, vous caresser sur tout le corps, en intégrant, cette fois, les zones sexuelles mais sans vous focaliser dessus. Comme dans l'étape précédente, il n'y a pas pénétration. Les caresses servent à accentuer l'excitation, l'érection n'est qu'un phénomène secondaire, elle n'est pas recherchée *a priori*.

• Ne vous focalisez pas sur l'érection. Vous risqueriez de moins participer à l'échange de caresses avec votre partenaire. Cela diminuerait votre excitation et, donc, votre érection : vous seriez de nouveau dans l'échec.

• N'hésitez pas à faire des allées et venues avec les caresses entre les zones sexuelles et le corps dans sa globalité.

• Dites-vous ce que vous aimez et, là encore, comme dans l'étape précédente, passez tour à tour par une phase active (je m'occupe du corps de l'autre) et par une phase passive (l'autre s'occupe de mon corps).

➤ Caresses spécifiques sur les zones sexuelles et contact verge/vagin

Vous allez maintenant jouer directement avec les zones sexuelles et effectuer, en les intégrant aux caresses corporelles globales, des contacts rapprochés entre la verge, la vulve et l'entrée du vagin (sans obligation de pénétration). Là encore, prenez votre temps, exprimez-vous, soyez actif puis passif. Que la verge soit rigide ou non cela ne doit pas empêcher le contact des zones sexuelles. Là encore le plus important est de comprendre qu'à ce stade l'érection n'est que secondaire, elle doit donc être banalisée. Cette stratégie sert à relativiser la croyance centrée sur l'obligation de l'érection permanente.

➤ Pénétrations désintéressées

Il n'y a pas d'obligation de résultat et de durée à l'intérieur du vagin. Le but de cet exercice est de vous resensibiliser positivement face à cet acte que vous appréhendez.

- Vous essayez à plusieurs reprises de pénétrer, de rester quelques secondes en intravaginal, puis vous ressortez, quel que soit l'état de la verge (molle ou rigide).
- Vous vous recentrez ensuite, avec votre partenaire, sur le corps dans sa globalité.
- Vous réessayez plusieurs fois au cours de la même séance, sans vous préoccuper du maintien de l'érection.

➤ Reprise des rapports sexuels

Vous avez maintenant davantage confiance en vous. Vous savez que la pénétration est un *moyen* pour améliorer l'excitation et le plaisir dans le couple, ce n'est pas le seul but à rechercher et à pratiquer (ne vous enfermez pas dans la pénétration : j'y suis, j'y reste). Vous savez aussi que le lâchage de l'érection fait partie de la réaction sexuelle normale chez un homme (la verge est sensible à différents paramètres et ne fonctionne pas uniquement à « coups de volonté »).

Dans ce contexte, et avec ces principes, la reprise des rapports sexuels est possible. À tout moment, vous vous donnez l'autorisation de modifier ce que vous êtes en train de faire. Parce que vous ne vous focalisez plus sur la verge qui lâche, sur l'absence de réactions de la partenaire ou sur les pensées qui vous parasitent, vous pouvez alors plus facilement trouver d'autres solutions de plaisir avec votre partenaire, même si la pénétration n'est pas satisfaisante chaque fois.

La désensibilisation systématique

Si votre niveau d'angoisse est trop important, vous pouvez préférer la méthode suivante pour vous désensibiliser à la crainte de l'échec ou à l'angoisse de performance[1]. Je vous en rappelle les grands principes :

— *La désensibilisation s'effectue sous relaxation après quelques secondes de respiration synchronique.* Il vous faut un lieu (un espace calme, tranquille), du temps (environ une demi-heure) et une certaine régularité (une fois par jour ou tous les deux jours au maximum).

— *La désensibilisation suit le principe de progression et de répétition.* Chaque exercice à visualiser mentalement fait partie d'une série d'exercices, allant du plus simple au plus compliqué. Vous ne passez à l'exercice suivant qu'une fois que l'exercice précédent ne suscite plus du tout d'anxiété. Vous répétez la visualisation des images et des scènes détaillées autant de fois que vous le voulez, tant que l'angoisse n'est pas égale à 0.

— *Il faut élaborer sa propre liste de situations,* en partant de la situation la moins angoissante (angoisse faible, proche de 0) à la situation la plus angoissante (angoisse forte,

---

1 Voir p. 161.

proche de 100). Vous visualiserez une ou deux situations par séance ; vous visualiserez l'ensemble de la liste sur plusieurs séances (de dix à vingt).

— *La visualisation de chaque étape peut se faire selon trois modes* à choisir ou à combiner :

1. J'imagine la situation telle qu'elle se passerait positivement si je n'avais pas de problème : pensées positives, émotions positives, relation positive à l'autre.

2. J'imagine la situation telle qu'elle se passe négativement : pensées négatives, émotions négatives, relation à l'autre négative. J'essaie alors de positiver la situation mentalement en stoppant la version négative, comme si je changeais de chaîne de télévision en zappant.

3. J'imagine la situation telle qu'elle se passe négativement et, dans cet ensemble négatif, je choisis un paramètre que je vais positiver (mots plus doux, contexte plus agréable, début d'érection, etc.).

Après un premier échec sexuel et conjugal, Julien a retrouvé depuis un an une nouvelle partenaire. Autant sa précédente compagne était peu attirée par le sexe, autant sa nouvelle amie a du tempérament. Elle a connu différents hommes avec qui la sexualité était très efficace (facilité orgasmique). Seulement voilà, depuis le début de cette relation, Julien a des pannes.
Il veut tellement bien faire, il a tellement peur que sa compagne le quitte qu'il passe son temps à se comparer avec les anciens partenaires de celle-ci. Surtout, il se rappelle ce qu'elle lui a dit : « Si ça ne s'améliore pas, notre couple va devenir fragile. » Il a traduit : « Si tu ne guéris pas, je pars. »
Devant l'état de peur panique engendré chez cet homme, un travail en désensibilisation a été entrepris. La compagne de Julien a accepté de prendre une part active à l'amélioration. Voici la liste des situations travaillées ; vous pouvez vous en inspirer.

SITUATIONS TRAVAILLÉES
Classées de 0 à 100

— Je suis allongé auprès de ma compagne sans qu'elle me caresse	5
— Je suis allongé auprès de ma compagne et j'imagine qu'elle me caresse, sauf sexuellement	10
— Je caresse ma compagne sans idée de rapport sexuel	20
— J'ai une érection en caressant ma compagne	30
— Je touche ma verge en érection, l'érection disparaît, je ne m'inquiète pas	40

Julien lève la main : c'est trop difficile pour lui. Nous reprenons donc l'item précédent en y ajoutant : mon érection peut disparaître, mais je ne m'en inquiète pas (attitude de spectateur).

— J'imagine que ma verge est en contact avec la vulve, mais je ne pénètre pas	50
— J'imagine que je pénètre un peu mais je ressors aussitôt	60
— J'imagine que je pénètre et je reste dans le vagin quelques minutes	70
— Je peux bouger sans perdre mon érection	80
— Mon érection peut tomber, revenir à l'état normal puis tomber de nouveau, je ne me sens plus angoissé	100

La prise en charge cognitive

Si vous souhaitez modifier votre manière de penser face au trouble sexuel, vous pouvez utiliser la technique des 5 colonnes de Beck (situation-émotion-cognition négative-pensée alternative-résultat). Elle vous permettra de modifier vos croyances erronées[1].

1 Voir p. 98, 106, 113, 117 pour les tests d'évaluation.

Situation	Émotion	Cognition négative	Pensée alternative	Résultat
Nous nous retrouvons ensemble après huit jours de séparation.	J'ai peur, je panique. Tension et excitation sexuelle.	C'est normal d'avoir un rapport sexuel après huit jours d'absence. Je dois réussir et être efficace. Ma femme ne comprendrait pas que je rate. Elle va croire que je l'ai trompée.	Je peux lui expliquer mon appréhension. Lorsque je rentre en fin de semaine, je suis toujours fatigué. Elle ne m'attend pas « au tournant ».	Ce soir, nous allons faire un câlin. Je serai plus détendu demain.

Vous pouvez aussi utiliser la technique du « stop de la pensée » sous relaxation[1]. Le but de cette méthode est de bloquer la pensée négative qui se présente à votre esprit en y pla-

1 Pour plus de détails, voir p. 171.

çant un stop (vous pouvez visualiser le mot « stop » ou un autre signal, quel qu'il soit, le plus simple possible). L'exercice s'effectue sous relaxation.

• Après quelques mouvements en respiration synchronique, je fais venir : pensée négative → stop → pensée alternative plus positive, de nouveau stop → pensée négative → stop → pensée positive, ainsi de suite (à répéter autant de fois que je le souhaite).

• Cette gymnastique mentale vous permettra de vous rendre compte de votre capacité à agir sur votre système de pensée. Je vous rappelle que le stop doit être un signe banal, simple, toujours identique, qui sert uniquement à rompre, à casser le déroulement de la pensée négative et à placer une autre pensée plus agréable, douce, positive.

Et maintenant ?

• Posez-vous la question suivante : face à l'évolution de mon problème, à combien puis-je évaluer aujourd'hui mon degré de satisfaction ? (0 : aujourd'hui, je ne suis pas satisfait de l'évolution de mon problème ; 10 : aujourd'hui, je suis satisfait de l'évolution de mon problème).

Attention : être satisfait ne veut pas dire être parfait sexuellement, cela veut dire être bien avec soi-même et content de ses progrès aujourd'hui.

• Reprenez la note que vous vous étiez donnée au début et comparez les deux résultats. Vous verrez ce que vous avez déjà acquis par la pratique de ces exercices et ce qui vous reste à faire pour gagner quelques points et accroître votre degré de satisfaction.

• Notez les étapes qui vous permettront de progresser encore, prenez le temps, le changement va se poursuivre.

Le vaginisme et la dyspareunie

Pour débuter

Notez entre 0 et 10 votre indice de satisfaction face au problème que vous rencontrez : 0 : insatisfaction totale ; 10 : satisfaction totale.

Il est normal que la note soit basse : je ne peux que progresser.

L'information de base

Avant de commencer la prise en charge, vous devez avoir en mémoire les points suivants. Ils sont essentiels.

➤ Apprendre à mieux se connaître

— Le vagin n'est pas une cavité passive, c'est un organe actif musculaire qui se contracte et se relâche, « commandé » par la femme.

— La connaissance du vagin et des organes sexuels s'y rapportant (vulve, clitoris, périnée) est indispensable à l'épanouissement sexuel.

— Le vaginisme peut faire suite à une absence de désir, et c'est ce problème qu'il vous faut traiter en premier (« je n'avais pas plus envie lorsque que je n'avais pas mal »). Il peut faire suite à une peur de la pénétration, de l'inconnu, de la douleur, et c'est sur cette peur qu'il vous faudra alors travailler en premier (« si je n'avais plus mal, j'aurais de nouveau envie »).

— La demande de traitement du vaginisme pour un désir d'enfant n'est pas la même que la demande de traitement pour une recherche d'épanouissement sexuel et d'orgasme.

➤ Attention aux idées fausses

— Il n'y a pas systématiquement disproportion entre le vagin et la taille (ou le volume) du sexe masculin. Cela arrive parfois, mais une préparation corporelle spécifique peut alors faciliter le contact verge/vagin[1].
— La pénétration n'entraîne pas systématiquement déchirement, brûlures ou saignements. Cela n'arrive que s'il y a précipitation, sécheresse, manque de lubrification, manque de préparation, stress, anomalie locale. D'où la nécessité d'une approche corporelle progressive (*sensate focus*).
— Les premiers rapports sexuels ne sont pas systématiquement douloureux. Ils le sont quand il y a précipitation, méconnaissance ou désir de faire comme les autres. Ils ne le sont pas quand il y a un désir personnel, une relation de respect réciproque et une progression dans l'apprentissage.
— La pénétration ne sert pas uniquement à faire des enfants, elle permet aussi de vivre l'expérience du plaisir et de l'orgasme, ce qui nécessite la connaissance de son propre corps et de ses propres sensations.
— La pénétration n'est pas uniquement un acte naturel. Elle l'est si nous parlons du phénomène mécanique, quels que soient les circonstances et l'état du vagin. Elle ne l'est pas si nous parlons de l'acte amoureux qui nécessite une préparation sensorielle et affective. L'apprentissage est obligatoire.

➤ Il existe des traitements efficaces

— Le traitement complet repose sur des exercices sexuels pour lutter contre la contracture réflexe du vagin, des exer-

1 Pour plus de détails, voir p. 195.

cices de communication verbale et corporelle pour le couple et, au besoin, des entretiens psychothérapiques pour permettre une maturation de la féminité.

— L'étape basée sur la résolution de la contracture réflexe du vagin ne suffit pas à apporter l'orgasme à la femme ; celui-ci demande une démarche complémentaire.

— La prise en charge du vaginisme doit toujours associer une action locale (c'est-à-dire des exercices spécifiques) et une sexothérapie plus large.

— La progression doit se faire étape par étape, du plus simple au plus compliqué. Si vous respectez ce principe, l'évolution sera toujours positive (faire, toucher, regarder, s'approcher du sexe, s'approcher de la pénétration et du rapport sexuel...). Ne rien faire ne sert à rien, sinon à maintenir le problème en place. Si vous allez à votre propre rythme d'apprentissage, le résultat sera là.

L'exploration corporelle et la rééducation musculaire

Les exercices dits de Kegel sont valables aussi pour la dyspareunie. Ils peuvent vous aider si vous appréhendez la pénétration (peur de la douleur, de l'inconnu, de « ce qui se passe à l'intérieur »), ou si, dans un premier temps, vous ne voulez pas toucher ou regarder votre sexe.

À la différence de la verge, le vagin ne se voit pas, il faut aller l'explorer, le connaître, le faire fonctionner. Ces exercices visent à vous faire prendre conscience de votre corps et de vos zones sexuelles. Ils consistent à faire travailler les muscles périnéaux et périvaginaux qui interviennent dans l'ouverture ou la fermeture du vagin.

La meilleure maîtrise de la contraction vaginale permet, dans un deuxième temps, d'agir sur la lubrification en accentuant les sécrétions vaginales et facilite donc l'excitation et la pénétration.

➤ Le principe

Vous allez, tous les jours, au moment de votre toilette intime par exemple, vous donner cinq à dix minutes, pas plus, pour faire travailler ces muscles. Vous pouvez vous asseoir sur le bord du lit ou sur une chaise, dans toute position agréable permettant de voir (si vous le souhaitez) ce que vous faites.

• En prenant une bonne inspiration abdominale, je serre le vagin en serrant les fesses (anus) ou en bloquant ma vessie. Je maintiens le serrement quelques secondes (une dizaine environ) pendant que mon inspiration est bloquée en apnée. Puis, tout en expirant lentement, je relâche la tension des muscles vaginaux que j'avais induite.

• Je répète cet exercice une dizaine de fois.

• Je peux le refaire également dans la journée, quand j'y pense, quels que soient le lieu et le moment (au travail, en voiture, dans les transports en commun, à la maison, etc.).

➤ Une variante

• Durant ma toilette intime, assise sur le bord du lit ou sur le bord de la baignoire, je prends une petite glace, pour explorer l'extérieur de mon sexe : grandes lèvres, petites lèvres, clitoris, entrée du vagin.

• Avec mon index, sur lequel je mets un lubrifiant (voir avec votre pharmacien), je masse l'entrée du vagin, en appuyant en bas, en haut, à droite et à gauche, comme pour mieux le détendre, le masser. Tranquillement, à mon rythme, j'entre mon doigt sans risque, sans crainte, je suis seule « maître à bord ». Rien ne peut se passer puisque, à tout moment, je peux arrêter, revenir en arrière et reprendre mon exercice.

• Si l'angoisse apparaît, ce qui est normal je laisse le doigt là où il était ou bien, au pire, je le ressors un peu. Je respire calmement, tranquillement, puis je reprends l'exercice. Ainsi, progressivement, le doigt entre un peu plus, jusqu'au bout. Il faut savoir qu'il n'y a que l'entrée qui se contracte (un tiers du vagin) ; le reste est naturellement large et évasé (deux tiers du vagin).

• Le doigt est dans le vagin. Je peux maintenant, tout en inspirant, serrer les muscles sur le doigt en serrant les fesses. Je reste ainsi quelques secondes en bloquant l'inspiration et je relâche tout.

• Je répète l'exercice une dizaine de fois. Je peux le faire tous les jours si je le souhaite et, plus tard, je peux essayer le même exercice avec deux doigts.

L'exposition progressive à la peur de la douleur ou de l'inconnu

• Vous allez vous confronter progressivement à la peur de la pénétration par des exercices pratiques que vous effectuerez d'abord seule, puis avec l'aide de votre partenaire. (Pour plus de facilité, utilisez un lubrifiant.)

• La progression est personnelle, vous devez la construire avec vos propres étapes. Vous mettrez face à chaque situation un chiffre de 0 à 100 correspondant au niveau d'angoisse ressenti (0 : pas d'angoisse ; 100 : maximum d'angoisse).

➤ L'étape individuelle

Voici, à titre indicatif, une liste de premiers exercices.

EXERCICES	
• Regarder la zone sexuelle	5
• Explorer la zone sexuelle	20
• Explorer l'entrée du vagin	50
• Mettre un doigt dans le vagin et faire les exercices de Kegel[1]	80
• Mettre deux doigts dans le vagin et faire les exercices de Kegel	100

1 Pour plus de détails, voir p. 205.

Cette première étape, à faire seule, permet un premier contact progressif avec votre corps. Il est important de vous faire confiance et de prendre conscience que votre corps vous appartient.

Vous avez la capacité de changer, d'apaiser vos tensions, de découvrir des sensations positives. Prenez votre temps.

➤ L'étape avec partenaire

Là encore, choisissez, au départ, les exercices qui vous font le moins peur, qui déclenchent le moins d'angoisse.

En même temps qu'elle permet à votre couple d'appréhender différemment le contact sexuel, cette étape vous aide à affronter progressivement vos peurs, que ce soit votre contact avec le sexe masculin (contact indifférencié puis contact plus appuyé jusqu'à l'angoisse 0) ou le contact par l'homme de votre sexe (progression par étape jusqu'à l'angoisse 0).

Voici, à titre indicatif, une liste d'exercices.

EXERCICES

— Caresses globales sur tout le corps sans toucher les zones sexuelles[1].
— Caresses et exploration externe des zones sexuelles sans s'y focaliser, dans un but de découverte et d'apaisement progressif au contact du sexe masculin et féminin.
— Prendre le doigt du partenaire et progressivement le mettre sous votre contrôle, à l'entrée du vagin, puis à l'intérieur, à votre rythme, tout en faisant les exercices de Kegel.
— Mettre le gland à l'entrée du vagin tout en faisant les exercices de Kegel.
— Pénétration progressive de la verge associée à des exercices de Kegel.

1 Pour plus de détails, voir p. 195.

Cette progression peut demander plusieurs mois. Prenez votre temps pour assimiler chaque étape. N'oubliez pas d'évaluer votre niveau d'angoisse de 0 à 100. Votre évolution vous permettra de voir cette note se rapprocher de 0.

La désensibilisation systématique

Si le niveau d'angoisse est trop important, et avant d'effectuer les exercices d'exposition au stress que nous venons de voir, vous pouvez commencer par imaginer les situations stressantes, en partant de la plus simple et en allant vers la plus compliquée, après avoir construit la liste des étapes par lesquelles vous aimeriez passer.

• Après quelques mouvements d'inspiration et d'expiration profondes, vous allez imaginer des étapes progressives de désensibilisation à la peur de la pénétration (une à deux situations par séance, pas plus).

• Gardez à l'esprit que ce qui compte, c'est la progression et la répétition. Ne passez à l'étape suivante que lorsque la précédente ne pose plus de problème (votre angoisse est égale à 0 sur une échelle de 0 à 10).

La prise en charge cognitive

Un travail spécifique sur les ruminations anxieuses peut être important si vous vous sentez envahie par des pensées parasites et ruminatoires, des idées fixes qui vous bloquent

Tracez cinq colonnes et remplissez-les sur le modèle suivant[1].

Situation	**Émotions**	**Pensées irrationnelles**	**Pensées alternatives**	**Objectif que je me fixe**
Mon compagnon se rapproche de moi.	Tension à l'estomac. Pleurs.	Je vais le décevoir. Je vais avoir mal.	Si je lui explique ma peur, je me sentirai plus apaisée.	Caresses globales. J'apprends à le toucher.
Il est en érection.	Agressivité. Colère envers lui.	Il ne pense qu'à cela. C'est sale. Mon vagin est trop petit.	Il est très tendre avec moi, si je dis que c'est sale, c'est parce que j'ai peur.	Je vais parler à mon compagnon. Je voudrais qu'il aille à mon rythme. J'ai peur de ce que je vais découvrir.

1 Pour plus de détails, voir p. 165.

Et maintenant ?

• Donnez-vous une nouvelle note de 0 à 10, traduisant votre niveau de satisfaction face à l'évolution de votre problème.

• Demandez-vous ce qu'il vous reste à travailler pour gagner des points supplémentaires. Écrivez sur une feuille de papier les étapes à effectuer.

• Reprenez certains exercices autant de fois que vous le désirez, le changement va se poursuivre.

L'éjaculation rapide

Pour débuter

Donnez-vous une note de 0 à 10 correspondant à votre degré de satisfaction face à votre problème sexuel (0 : insatisfaction totale ; 10 : très grande satisfaction).

La note est normalement basse sauf si, pour vous, le problème n'en est pas un ou si vous estimez que c'est seulement un problème pour votre compagne.

L'information de base

➤ C'est « normal »

— L'éjaculation rapide est l'état normal de base chez un homme. Tout homme éjacule vite, spontanément ; tout homme doit donc apprendre à se contrôler. Chacun utilise des « trucs » pour mieux gérer son éjaculation.

— L'éjaculation rapide est rarement d'origine organique (sauf s'il existe un syndrome douloureux).

— Le phénomène d'anxiété et de stress est à l'origine de beaucoup d'éjaculations précoces. L'excitation liée à la peur de l'échec s'associe à l'excitation sexuelle normale pour rendre encore plus rapide l'éjaculation.

➤ De l'excitation à l'éjaculation

— L'éjaculation ne se contrôle jamais ; c'est l'excitation qui se gère. Si un homme veut se donner du temps, il doit passer par des moments d'excitation forte et des moments d'excitation plus calme.
— Plus un homme se précipite vers la pénétration et délaisse les caresses générales, plus l'éjaculation est rapide. Plus il multiplie les sources de grande excitation, sans lâcher prise de temps à autre, sans faire baisser son niveau d'excitation, plus l'accélération sera importante.
— Plus un homme se focalise sur la réussite et la performance, plus l'échec est assuré. Il y a un lien entre la manière dont on « verrouille » son corps, son langage, ses actes dans la vie quotidienne et le besoin qu'on a de contrôler sa sexualité.
— Le contrôle de l'excitation, donc une meilleure gestion de l'éjaculation, peut favoriser l'accentuation de l'excitation de la femme mais n'est pas malgré tout suffisant au déclenchement de l'orgasme féminin.

➤ Le changement se fait à deux

— La collaboration de la partenaire est indispensable. Plus son regard sur le problème est positif, plus les progrès sont rapides.
— Chercher à contrôler son excitation sexuelle ne sert à rien lorsqu'il y a dysharmonie conjugale globale associée au problème sexuel.

La relaxation

Deux techniques, la relaxation et le « stop de la pensée », peuvent être utilisées, d'abord seul, puis au cours des jeux sexuels avec la partenaire.

La respiration synchronique est utile pour une meilleure gestion du stress et pour l'apaisement des tensions[1].

Le simple fait de mieux contrôler sa respiration par des mouvements d'inspiration et d'expiration profondes permet une régulation de son état émotionnel. L'état d'apaisement induit aide à mieux contrôler son excitation au fur et à mesure qu'on se rapproche du but.

La technique du stop de la pensée, associée à la relaxation, est particulièrement efficace dans le cas de l'éjaculation rapide.

• Après avoir pris le temps de faire quelques mouvements d'inspiration/expiration synchronique, je laisse venir les pensées parasites (ma femme va être déçue...).

• Je me concentre sur ces pensées, puis je place mentalement un stop visuel ou autre signal qui bloque la pensée parasite. J'essaie de rester ainsi quelques instants, puis je laisse revenir les pensées parasites.

• Je refais cet exercice plusieurs fois de suite jusqu'à la disparition de la pensée parasite.

Voici une variante du même exercice.

• Après quelques mouvements d'inspiration/expiration, je me concentre sur l'acte sexuel tel qu'il se passe d'habitude : caresses, précipitation lors de la pénétration, pensées parasites, stress, éjaculation rapide, déception, etc.

1 Pour plus de détails, voir p. 168.

• Lorsque je suis parfaitement concentré sur cette scène, je place un stop visuel dans mon esprit. Puis je reprends la même situation mais en imaginant sa version positive : caresses lentes et agréables, respiration tranquille avec temps inspiratoire/expiratoire synchronique, passage sans précipitation des zones sexuelles excitantes aux zones plus sensuelles, essai de pénétration comme moyen et non comme but, etc. Je peux aller jusqu'à imaginer que cette scène se termine par une éjaculation contrôlée.

• Je me concentre sur cette situation sexuelle positive, puis je mets un stop visuel et je reprends la version négative. De nouveau, je mets un stop, puis j'imagine la version positive, et ainsi de suite… jusqu'à la disparition du négatif et de l'angoisse.

Les techniques cognitives

Dans l'éjaculation rapide, comme dans les autres dysfonctions sexuelles, le parasitage des pensées, les croyances erronées, expliquent une grande part des troubles éjaculatoires. Vous pouvez alors utiliser la technique des colonnes de Beck. Elle vous aidera à trouver des alternatives à vos pensées négatives.

Les techniques comportementales

Les techniques comportementales utilisées sont de deux types :

1. La technique du *Squeeze*.
2. La technique du *Stop and Go*.

Leur but est de vous permettre de découvrir et de contrôler le niveau limite que vous ne devez pas dépasser si vous voulez « avoir de la marge » entre l'excitation et l'éjaculation. Il est indispensable de connaître ce niveau limite.

Situation	Émotions	Cognitions négatives	Cognitions alternatives	Ce que je vais faire en réalité
J'aimerais donner du plaisir à ma femme.	Tension. Fébrilité. Peur.	Je vais encore éjaculer vite, elle va être déçue et elle me le montrera.	Je dois me faire confiance, cela ne sert à rien de se fixer un résultat impossible à obtenir, je vais en parler à ma femme.	Je vais me concentrer sur ma respiration et laisser aller les caresses que je vais faire à mon rythme sans m'occuper de l'éjaculation. Si celle-ci part trop rapidement, ce n'est pas grave, je n'en suis pas encore là dans mon programme de changement.

➤ La *Squeeze-Technic* de Master et Johnson

• Lorsque l'éjaculation est proche du niveau d'irréversibilité (ni trop tôt ni trop tard), vous effectuez une compression avec le pouce au niveau du frein du gland ou de l'urètre pénien (base de la verge), là ou l'urètre est proche de la peau. Cette compression assez forte provoque un réflexe inhibiteur de l'éjaculation. Elle entraîne parfois une petite baisse transitoire de l'érection.

• Vous reprenez alors les jeux amoureux. Lorsque l'excitation redevient trop importante, vous effectuez une nouvelle compression, et ainsi de suite.

• Vous pouvez faire cet exercice seul au cours de la masturbation (c'est souvent plus facile, car le niveau de stress est moins élevé), puis avec votre partenaire.

➤ Le *Stop and Go* de Semans

Il s'agit de s'exposer progressivement à la situation d'échec.

— *Première étape : stimulation-arrêt de la verge, sans caresses sexuelles préalables et sans pénétration,* afin de déterminer le niveau limite d'excitation contrôlable (niveau 1 de difficulté).

Votre partenaire effectue des stimulations manuelles de la verge jusqu'à ce que vous disiez « stop » (vous sentez l'arrivée imminente de l'éjaculation). Elle arrête, puis reprend les stimulations quelques secondes après, jusqu'au nouveau « stop », et ainsi de suite pendant quatre ou cinq fois. Vous répétez ensemble l'exercice pendant plusieurs jours jusqu'à ce qu'il ne soit plus nécessaire.

— *Deuxième étape : stimulation-arrêt de la verge, avec caresses préalables mais sans pénétration,* afin de déterminer le niveau limite d'excitation contrôlable (niveau 2 de difficulté).

Vous associez ainsi des jeux peu excitants et des jeux plus excitants, ce qui permet à l'excitation de fluctuer sans aller crescendo jusqu'à l'irréversibilité. Là encore, votre partenaire effectue des stimulations manuelles de la verge jusqu'à ce que vous disiez « stop ». Elle retire sa main, attend quelques minutes, et vous en profitez pour poursuivre d'autres caresses générales. Puis votre partenaire reprend les stimulations jusqu'au nouveau « stop ». Cette fois, il peut y avoir, au cours de la même séance, deux ou trois stimulations-arrêts séparées chacune de cinq à dix minutes.

— *Troisième étape : pénétrations désintéressées de durée courte* afin de déterminer le niveau limite d'excitation contrôlable (niveau 3 de difficulté).

Ensuite, vous vous retirez pour diminuer l'excitation et vous passez à d'autres caresses plus calmes, moins implicantes sexuellement. Puis vous reprenez la pénétration et vous vous retirez de nouveau, et ainsi de suite jusqu'à satisfaction.

— *Quatrième étape : reprise des rapports sexuels* en utilisant la pénétration comme un moyen (niveau 4 de difficulté).

Chaque nouvelle étape ne peut être abordée qu'une fois que la précédente ne pose plus de problème. Le *Stop and Go* est un exercice progressif de changement (d'attitudes, de comportement, de croyances).

Et maintenant ?

• Notez de 0 à 10 votre indice de satisfaction devant l'évolution de votre problème (0 : pas satisfait ; 10 : très satisfait).

• Comparez cette note avec celle que vous vous étiez donnée au départ : vous aurez, je l'espère, gagné quelques points.

• Précisez les prochains objectifs que vous souhaitez atteindre. Notez les étapes qui vous permettront d'y arriver.

Les troubles du désir et l'anorgasmie

Si nous associons ces deux troubles, c'est parce que ces deux paramètres se retrouvent souvent comme cause et conséquence chez une même personne. La logique est la suivante :

— Si je n'ai pas envie, le plaisir et l'orgasme viendront beaucoup plus difficilement, puisque je serai peu excité.

— Si je n'ai pas de plaisir, j'aurai petit à petit de plus en plus de mal à avoir envie.

Pour débuter

Notez votre indice de satisfaction face au problème (0 : pas satisfait ; 10 : très satisfait).

Ne soyez pas d'emblée trop exigeant : vous devez accepter de passer par différentes étapes avant d'arriver au résultat escompté. Vouloir réussir tout de suite, sans s'en donner les moyens, c'est aller vers l'échec. La découverte progressive du bien-être garantit une avancée certaine.

L'information de base

— Le désir et le plaisir passent par la désinhibition, le lâcher-prise, la perte de contrôle.

— Tout ce qui entretient la tension ou la maîtrise de soi risque de conduire au blocage : stress, soucis quotidiens, événements de vie, état du couple, mal-être personnel, image négative du corps, croyances erronées, vision « sale » de la sexualité, fantasmes interdits, appréhension des réactions de mon partenaire, etc.

— Pour pouvoir se laisser aller, il faut donc être bien dans sa tête : fantasmes, imaginaire érotique, absence de pensées parasites, ruminatoires, anxieuses, dépressives… ; être bien dans son corps : bonne image de soi, connaissance de son corps, absence de tensions corporelles anesthésiant la sensualité ; être bien avec l'autre : connaissance du sexe masculin, communication dans le couple, scénario amoureux, temps passé ensemble.

— Dire systématiquement non ou se soumettre pour avoir la paix n'a jamais résolu le problème.

L'exposition progressive

Votre prise en charge s'effectuera en deux étapes : un entraînement personnel, d'une part ; un entraînement à deux, d'autre part.

➤ Première étape : votre entraînement personnel

Cette étape va vous permettre progressivement de mieux connaître vos sensations. Différents moyens peuvent vous y aider :

— L'utilisation de textes ou de films érotiques susceptibles de développer vos fantasmes.

— L'exploration de votre corps en association avec ces fantasmes.

— Les contacts manuels au moment du bain ou de la douche.

— Les exercice musculaires de Kegel[1].

— La simulation de l'orgasme par des mouvements du bassin, des gestes, des expressions verbales : en fait faire « comme si j'y étais vraiment dans les moindres détails ».

— L'autostimulation par vibrateur.

➤ Deuxième étape : l'entraînement à deux

Vous pouvez maintenant associer votre partenaire à la découverte de vos sensations. Pour cela, vous allez utiliser la technique du *sensate focus* que nous avons déjà évoquée pour les troubles de l'érection[2].

• Caresses non sexuelles faites à deux, l'un après l'autre, sans pénétration avec expression des sentiments et des émotions ressentis.

---

1 Voir p. 205.

2 Voir p. 195

• Caresses non sexuelles et sexuelles sans pénétration (caresses au niveau du clitoris, par exemple, mais sans aller jusqu'à l'orgasme, sans se focaliser sur cette zone).

• Reprise des exercices que vous avez déjà effectués seul(e), mais en présence, cette fois, de votre partenaire qui expérimente, participe ou accompagne (c'est vous qui décidez).

• Création à deux de scénarios érotiques communs.

• Caresses sexuelles, pénétration en position supérieure associée à une stimulation digitale du clitoris et des mouvements ondulatoires du bassin (cette position, active pour la femme, permet une accentuation du contact clitorido-vaginal avec la racine de la verge).

En complément, voici les douze étapes préconisées par Lo Piccolo, spécialiste américain du programme de masturbation dirigée, lequel est, en fait, une véritable technique d'exposition au stress.

UN PROGRAMME EN 12 ÉTAPES

1re étape : dédramatisation du problème, explication du programme.
2e étape : se regarder avec un miroir (corps, organes génitaux, seins).
3e étape : se toucher tout le corps + exercices de Kegel.
4e étape : attouchements sexuels solitaires (avec gel) + fantasmes.
5e étape : caresses sexuelles, concentration, ondulations du bassin.
6e étape : caresses sexuelles avec mouvements accentués, mime de l'orgasme.
7e étape : vibrateur + fantasmes.
8e étape : caresses sexuelles du partenaire + échanges verbaux.
9e étape : faire plaisir à l'autre avec un vibrateur et déculpabiliser l'orgasme.
10e étape: pénétration avec contact clitorido-vaginal.
11e étape: essai d'autres positions (si souhaité).
12e étape: bilan. Si ça va mieux, on arrête. Sinon, on continue en analyse psychologique plus cognitive ou analytique.

La désensibilisation sous relaxation

Comme toujours, si votre niveau d'angoisse est trop important, le passage par la relaxation est souhaitable.

• Vous allez construire la liste de situations auxquelles vous souhaitez être confronté imaginairement. Vous commencerez par la plus simple et finirez par la plus angoissante[1].

• L'exposition sous relaxation se fera par progression et répétition des situations. Au fil des séances, ces exercices vous permettront :

— D'explorer différentes parties de votre corps.

— D'apprendre à mieux gérer votre respiration.

— De mieux vous « laisser aller » grâce à la modification du niveau de conscience.

— De découvrir vos sens en associant mentalement chacun d'eux à une image ou un objet qui le qualifie positivement (un certain parfum, une certaine musique, etc.).

— De développer votre imaginaire par le biais des scénarios fantasmatiques créés.

— De faire la différence entre ce qui vous gêne parce que vous ne connaissez pas, ce qui vous gêne parce que vous avez l'impression que ce n'est pas normal, et ce qui vous gêne par simple désintérêt ou vrai dégoût.

La prise en charge conjugale

Le désir peut parfois disparaître en premier, quand un couple s'endort ou se querelle, et ne réapparaître qu'en dernier, alors même que tout est arrangé.

---

1 Voir p. 167 pour plus de précisions sur la technique des colonnes de Beck.

Savoir créer un contexte relationnel positif est très important pour maintenir le désir ou accéder au plaisir. Il peut arriver que nous fassions abstraction du contexte quand les stimuli sexuels sont puissants et les facteurs d'excitation importants. En revanche, quand on se connaît depuis longtemps, il faut apprendre à *construire* ce climat positif pour se retrouver, se séduire, se désirer. Rappelez-vous ce que vous avez déjà fait pour vous séduire au départ.

Les tests vous permettront d'améliorer le contexte relationnel[1] d'évaluation conjugale.

La prise en charge cognitive

• Vous allez écrire sur une feuille de papier tout ce qui vous vient à l'esprit quand vous êtes face à votre problème sexuel : pensées parasites automatiques, ruminations anxieuses, idées fixes...

• Vous essaierez ensuite de préciser les situations auxquelles ces pensées négatives se réfèrent, et les émotions négatives qui sont associées à ces situations.

• Puis vous construirez les cinq colonnes de Beck en essayant d'imaginer des pensées alternatives plus adaptées[2].

1 Voir p. 117-120.

2 Pour plus de précisions, voir p. 165.

Et maintenant ?

• Posez-vous la question suivante : face à l'évolution de mon problème, à combien puis-je évaluer mon degré de satisfaction ? Notez cet indice entre 0 et 10.

Situation	Émotions	Cognitions négatives	Cognitions alternatives	Ce que je décide de faire
Je suis bien sans relation sexuelle, mais mon compagnon rentre ce soir d'un séminaire de travail.	Peur au ventre. Irritabilité. Hypersensibilité.	Je ne peux pas aller vers lui. Je vais « passer à la casserole ». Le sexe, c'est bestial. D'ailleurs, ça ne me fait rien.	Je sais, pour en avoir parlé avec lui, qu'il est d'accord pour aller à mon rythme. Je sais aussi que je ne peux pas ne rien faire.	Une fois sur deux j'irai vers lui pour des caresses uniquement.
Mon mari me touche trop souvent.	Tension. Agressivité.	Les hommes ne pensent qu'à ça.	Si je ne fais rien, il va avoir tendance à me « coller » davantage.	On décide de se faire des câlins, sans aller plus loin.

Il exprime de l'attirance pour mon corps.	Crispation corporelle.	Je suis plus une mère qu'une femme. Je suis moche.	Mes enfants seraient peut-être plus heureux s'ils voyaient leurs parents avoir des gestes tendres. Je ne peux pas demander à un homme d'avoir la même image de mon corps que moi. Plus je veux qu'il réagisse comme moi, moins il peut rester un homme, et moins je vais l'aimer.	Une fois tous les quinze jours, j'irai vers lui en me préparant psychologiquement et physiquement.

• Reprenez la note que vous vous étiez donnée au début et comparez les résultats. Si le chiffre a évolué, vous êtes sur la bonne voie.

• Poursuivez les exercices à votre rythme, seul ou avec votre partenaire. Demandez-vous ce qui pourrait vous faire gagner des points supplémentaires et notez vos prochaines étapes.

L'éjaculation retardée et l'anéjaculation

Pour débuter

• Notez l'indice de satisfaction face à votre problème sexuel (0 : mal-être et insatisfaction totale ; 10 : bien-être et satisfaction totale).

• Conservez cette note, vous la comparerez à celle que vous vous donnerez après vos premiers exercices.

L'information de base

Ce problème, comme pour l'anorgasmie féminine, est souvent en rapport avec deux phénomènes couplés : la diminution, voire le « freinage » de l'excitation, et l'augmentation du contrôle par peur du lâcher-prise.

➤ De l'éjaculation à l'orgasme

— Dans l'anéjaculation, il n'y a pas d'orgasme. Vous pouvez avoir une excitation normale, mais vous êtes dans l'incapacité d'éjaculer et d'avoir un orgasme « libérateur » : tout est contrôlé. La solution consistera donc à accepter, progressivement, de prendre le risque de se laisser aller.

— S'il y a orgasme sans extériorisation du sperme, pensez à l'éjaculation rétrograde, qui est un problème organique et pour lequel un urologue vous conseillera.
— L'éjaculation ne crée pas l'orgasme chez la femme, elle n'est pas obligatoire au plaisir féminin.

➤ La démarche doit être progressive

— La découverte du plaisir et de l'orgasme s'effectue par des exercices progressifs. La recherche à tout prix du résultat accentue le contrôle de soi et éloigne encore plus la survenue du plaisir.
— Vous devez identifier les facteurs de stress, les contraintes ou les pensées ruminatoires coupables. Notez ce que vous ne supportez pas dans le déroulement du rapport sexuel, ce que vous aimeriez faire ou dire et que vous n'osez pas exprimer, ce que vous évitez de faire par pudeur, par peur du regard de l'autre, par peur de l'autre, etc.
— La programmation des rapports sexuels, dans le cadre d'une difficulté à débuter une grossesse, est une cause fréquente de blocage éjaculatoire ou en tout cas de renforcement de ce problème. Il est difficile d'être en même temps dans le lâcher-prise sexuel pour le plaisir et de penser à bien faire pour avoir un enfant. Il est nécessaire de se consacrer d'abord au problème d'anéjaculation, en mettant de côté le désir d'enfant. Après cette première étape, vous pourrez, s'il le faut, revenir sur votre démarche de désir d'enfant.

L'exposition au stress de l'échec

Les exercices s'effectueront progressivement et par étapes.

• Dressez la liste des situations qui sont sources de stress, de peur ou d'appréhension.

- Commencez vos exercices en partant des situations où l'éjaculation peut avoir lieu. Vous irez progressivement vers les situations où l'éjaculation est actuellement impossible.
- Le rôle de votre partenaire est essentiel dans la mise en place de ce jeu.

EXERCICES

1. Masturbation, seul.
2. Caresses globales sans toucher les zones sexuelles et sans pénétration.
3. Masturbation faite par la partenaire associée à des caresses générales sans pénétration.
4. Pénétration « désintéressée » et éjaculation extravaginale après stimulation faite par l'un ou l'autre.
5. Allongement du temps de pénétration avec, progressivement, éjaculation intravaginale.

Ces exercices sont progressifs. Répétez-les à votre rythme et ne passez à l'étape suivante que si la précédente ne pose plus de problèmes. Vous noterez chaque situation de 0 à 100 (0 : absence d'angoisse ; 100 : maximum d'angoisse).

La désensibilisation sous relaxation

Nous allons détailler les différents exercices en partant du moins angoissant pour aller vers le plus angoissant.

- Vous commencez par dresser votre propre liste de situations et vous placez, devant chacune d'entre elles, un chiffre entre 0 et 100 (0 : pas d'angoisse face à mon problème ; 100 : beaucoup d'angoisse face à mon problème).
- Vous imaginez ensuite, sous relaxation, une ou deux situations par séance jusqu'à ce que l'angoisse disparaisse[1].
- Vous répétez ces mêmes exercices dans la réalité.

1 Sur la respiration synchronique, voir p. 168.

EXERCICES

1. S'imaginer nu, se caresser sans toucher les zones sexuelles.
2. S'imaginer nu, à côté de sa partenaire.
3. Se masturber sans aller jusqu'à l'éjaculation, sans sa partenaire.
4. Se masturber seul jusqu'à l'éjaculation.
5. Se masturber en présence de sa partenaire qui ne regarde pas.
6. Se caresser l'un l'autre sur les zones sexuelles, sans aller jusqu'à l'éjaculation.
7. Être masturbé par la partenaire jusqu'à l'éjaculation.
8. Alterner la masturbation et la pénétration désintéressée, sans éjaculation extravaginale.
9. Alterner la masturbation et la pénétration avec éjaculation extravaginale.
10. Diminuer le temps de stimulation manuelle et augmenter le temps en intravaginal en maintenant l'éjaculation extravaginale.
11. Être stimulé par la partenaire, puis pénétration et éjaculation à l'entrée du vagin.
12. Être stimulé par la partenaire, puis pénétration et éjaculation intravaginale.
13. Reprendre les rapports sexuels.

La relaxation permet d'intégrer plus facilement les différentes étapes en imaginant la version positive de la progression. Mais, vous pouvez remplacer la vision positive de la situation par une vision négative de la situation que vous essaierez de positiver[1].

Les techniques mécaniques, corporelles

L'utilisation du vibrateur ou vibromasseur peut être utile lorsque le niveau de blocage ne permet pas d'obtenir une première éjaculation même en phase extravaginale seule.

1 Pour plus de détails, voir p. 169-170.

Le vibrateur sera posé sur les points de passage de l'urètre le long de la verge (racine de la verge, frein du gland). Il sera employé *après* la mise en place d'un scénario érotique stimulant au cours d'une séance de relaxation, par exemple.

Cette technique, très utilisée aux États-Unis, est encore difficilement acceptée en Europe. C'est regrettable, car elle peut être très intéressante sur le plan thérapeutique.

Le travail cognitif

Ces exercices vont vous permettre de modifier vos schémas de pensées concernant l'échec et la non-performance. Vous pourrez ainsi trouver des alternatives plus positives à vos appréhensions.

• Vous effectuerez, dans un premier temps, ce travail par écrit et remplirez les colonnes suivant le modèle proposé :

Situation	Émotion	Pensées associées	Pensées alternatives	Résultat
Rapport sexuel proposé.	Ému, anxieux.	Au bout de quinze minutes, je vais être incapable d'éjaculer.	C'est normal que je n'arrive pas à éjaculer : j'ai tellement peur que je ne pense qu'à ça.	Je peux essayer la masturbation, je vais faire plaisir à ma partenaire en étant plus câlin.

• Vous pourrez ensuite, si vous le souhaitez, imaginer la situation sous relaxation de manière à vous focaliser sur le résultat positif (5e colonne) plutôt que sur les pensées négatives.

Après quelques mouvements d'inspiration-expiration, j'imagine la situation sexuelle qui me gêne et je me concentre sur la solution trouvée dans la 5e colonne (associée aux pensées alternatives de la 4e colonne). Je passe ainsi du négatif au positif jusqu'à l'acceptation de cette dernière solution plus adaptée à mon désir.

• Vous pouvez aussi vous aider de la technique du « stop de la pensée ».

Après m'être concentré sur la pensée négative qui me parasite, je mets un stop. Le mot « stop » (ou n'importe quel autre signe) s'inscrit dans mon esprit. Après le stop, je mets une pensée positive alternative (4e colonne). Je passe plusieurs fois de suite du négatif au positif en utilisant le stop de la pensée.

Et maintenant ?

• Redonnez-vous une note de 0 à 10, correspondant à l'évolution de votre problème.

• Comparez cette note à votre note de départ et réfléchissez aux étapes qui pourraient vous faire gagner quelques points supplémentaires.

Chapitre 8

L'aide des professionnels

Durant le cheminement personnalisé qui a été le vôtre, que vous avez construit vous-même avec les outils trouvés dans ce guide, vous avez peut-être parfois senti qu'une aide extérieure vous permettrait d'aller plus vite ou vous apporterait des réponses plus complètes.

À tout moment, l'intervention d'un spécialiste neutre, non impliqué personnellement dans votre vie affective peut être intéressante, utile ou nécessaire. Cette personne extérieure ne peut régler le problème à votre place, mais elle peut vous aider et vous accompagner dans votre volonté de changement. Quelle que soit son étiquette, l'important sera la relation que vous saurez créer ensemble.

La relation thérapeutique

L'alliance entre vous et le thérapeute s'appelle l'*empathie*. Cette relation est basée sur la confiance et le respect mutuels avec, comme corollaire, la réassurance, la dédramatisation et la déculpabilisation. Ce n'est qu'à ces conditions que le lâcher-prise est possible. Pouvoir se laisser aller en toute confiance est nécessaire pour pouvoir parler de sexualité.

N'ayez pas peur si vous êtes dérouté par moments. Interrogez le thérapeute, faites-lui part de vos questionnements et de votre désarroi. N'hésitez pas à lui demander de clarifier certains objectifs. N'hésitez pas, non plus, à changer de thérapeute et de thérapie si vous n'êtes pas satisfait.

La relation thérapeutique peut reposer sur l'écoute simple et attentive ; elle peut passer par une réflexion psychopathologique sur les racines de votre mal-être, l'explication causale des problèmes, la discussion face aux croyances, le diagnostic d'organicité, le traitement pharmacologique ou psychothérapique, la recherche de solutions, etc.

L'essentiel est qu'il y ait une véritable relation thérapeutique, une véritable collaboration, ce qui demande de l'honnêteté : dans ce que je dis, ressens et attends du thérapeute, mais aussi dans ce que dit, ressent et attend le thérapeute de ses capacités à aider et à faire comprendre.

Tout le monde a ses limites, même les thérapeutes. Attention à ceux qui veulent tout faire, tout traiter et vous imposer leurs propres réponses.

Quelles sont les précautions d'usage ?

— Il est évident que le passage à l'acte est interdit. Celui-ci ne doit jamais avoir lieu, il n'y a aucune circonstance atténuante possible.

— Le cadre thérapeutique exige le respect de chacun. Chaque proposition de traitement doit être expliquée, discutée, acceptée. C'est un contrat.

— Il doit y avoir collaboration entre vous et le thérapeute. Tout est discuté et défini ensemble dans cette relation empathique, chaleureuse, de confiance.

— La notion d'attente est fondamentale : J'attends quoi de la thérapie ? Quelle guérison ? Quel changement ? Quelle information ? Quel conseil ? Quel soutien ?

— Les deux signataires du contrat doivent être en phase avant de commencer la prise en charge. Il peut y avoir remise en question et décision commune d'arrêter, si l'incompréhension s'installe. Tout cela se discute.

— Il est essentiel de ne pas confondre les rôles. Même si vous en savez plus sur votre problème que le thérapeute, c'est le thérapeute qui va vous permettre, par les stratégies qu'il met en place avec vous, de devenir vraiment actif. C'est lui qui vous aidera à changer, qui vous permettra de trouver, en vous, la réponse à votre problème. Voilà l'axe principal du travail thérapeutique.

Quand consulter ?

À tout moment. Néanmoins, certains paramètres sur le plan personnel ou environnemental rendent l'intervention d'un professionnel particulièrement souhaitable.

1. Au cours d'une décompensation psychologique, lors de périodes de mal-être, se traduisant par une souffrance incontrôlable qui envahit la vie quotidienne, retentit sur les actes personnels, modifie la perception et la distance que vous pouvez avoir (états dépressifs, anxieux, stress, difficultés comportementales, états de colère, d'agressivité réactionnelle).

2. Lorsque le couple est en crise et qu'il ne peut plus se parler. Vous, l'autre, le système conjugal, les interactions : tout devient pathologique. Votre couple ne peut plus être un lieu de rencontre structurante. L'intervention extérieure est indispensable pour dépasser les interprétations et les projections personnelles.

3. Lorsque les solutions trouvées, seul ou en couple, renforcent les problèmes, maintiennent les conflits, lorsque le résultat n'est pas à la hauteur des espérances, qu'il n'y a pas de réponse satisfaisante.

4. Lorsque votre état de santé physique ou psychique vous préoccupe, lorsque des soucis de santé surviennent et s'ajoutent au problème sexuel.

QUAND ALLER VOIR UN SPÉCIALISTE ?

— Si je veux être rassuré.
— Si les solutions trouvées seul n'apportent pas d'amélioration.
— Si mon couple est en crise.
— Si une souffrance physique, psychique existe chez moi, chez l'autre, dans mon couple.

Qui consulter ?

➤ Le médecin généraliste ou le médecin de famille

Votre médecin généraliste est souvent le dépositaire de votre dossier médical et de votre histoire médico-psychologique. Il peut connaître votre couple, vos enfants. Il a ainsi une vision globale de l'environnement dans lequel vous vivez. Il est vrai aussi que, dans ce cas, le « médecin de famille » est aussi l'« intime » de la famille, ce qui peut rendre l'expression des problèmes personnels difficile.

Malgré tout, si vous le souhaitez et s'il est d'accord, votre médecin généraliste peut avoir une action de « débroussaillage » et différencier les facteurs psychologiques personnels, les facteurs conjugaux, les facteurs organiques, etc. Il pourra aussi, s'il s'y sent prêt et si vous êtes d'accord, pratiquer un examen médical, prescrire des examens complémentaires et proposer des traitements.

Certains médecins ont une « fibre psy » plus poussée. Ils mettent en place des stratégies de traitement, donnent des conseils et des explications, dédramatisent. C'est une étape indispensable dans le déroulement de la consultation.

➤ Les consultations spécialisées

Par le biais de votre médecin traitant ou par vous-même, vous pouvez consulter différents spécialistes formés à la prise en charge des troubles sexuels : urologues, gynécologues, endocrinologues, angiologues, neurologues, psychiatres.

— Même s'ils ont des connaissances spécifiques du fait de leur spécialité, tous ces spécialistes doivent pouvoir vous offrir une vision globale de votre problème et, notamment, vous expliquer la conjonction du psychisme et de l'organique, de l'individu et du couple.

— Même s'ils ne peuvent pas prendre entièrement en charge le problème sexuel et les facteurs somatopsychiques complexes et multiples qui entrent en jeu (causes psychologiques, causes conjugales, problèmes organiques, difficultés sociofamiliales, actions médicamenteuses), ces spécialistes ont souvent autour d'eux une équipe de collaborateurs.

Certains organicistes (gynécologue, endocrinologue, urologue...) restent dans leur domaine, s'y sentent à l'aise (c'est déjà très bien) et passent la main quand il faut agir sur les facteurs psychologiques surajoutés. De la même façon, les médecins psychiatres ou psychologues entrent souvent peu dans le domaine de l'organicité et se font aider par des spécialistes organicistes pour globaliser leur travail.

L'important est d'avoir un interlocuteur privilégié capable, seul ou avec une équipe, de globaliser le problème sexuel, sans découpage artificiel.

Méfiez-vous de la toute-puissance des thérapeutes qui veulent tout faire, tout traiter.

Quelles sont les conditions d'une bonne prise en charge ?

La prise en charge d'un problème sexuel nécessite la présence de différents facteurs, indispensables à l'élaboration d'un programme thérapeutique cohérent.

Il y a les paramètres, internes et externes, appartenant à l'individu porteur du symptôme, à son conjoint et à son environnement ; les paramètres appartenant au thérapeute et à son environnement et, enfin, les paramètres appartenant au système liant le(s) patient(s) au thérapeute.

L'efficacité de la thérapie dépendra de la concordance entre les interprétations et les attentes de part et d'autre. La relation thérapeutique, quelle que soit la thérapie, doit avoir pour but de mobiliser les potentialités, la capacité du patient à s'autotraiter. Les facteurs principaux qui entrent en jeu dans l'établissement de la prise en charge thérapeutique sont les suivants :

• *La demande exprimée par le patient et la lecture que peut en faire le thérapeute.* Il peut y avoir une grande différence entre ce que demande le patient et ce que demande le conjoint. Il peut y avoir une grande différence entre une demande réaliste (améliorer ma sexualité avec ma femme) et une demande illusoire (être parfait sexuellement, sans faille).

• *La motivation au changement et l'ouverture d'esprit* chez le patient mais aussi chez le thérapeute. Elles permettent la compréhension du problème dans toutes ses composantes. Il y a une grande différence entre être patient (passif, cherchant la magie), chercheur (en quête d'une explication, en tout cas de quelque chose) et client (véritablement demandeur, le thérapeute va pouvoir vendre sa marchandise thérapeutique, ils vont faire affaire tous les deux).

• *L'analyse du problème,* nécessaire tant sur le plan historique que sur le plan actuel.

• *La capacité à repérer les différents facteurs* jouant un rôle dans le problème : éléments de personnalité, environnement, facteurs organiques…

• *La capacité à comprendre dans quel registre on fonctionne le mieux* (psychique, émotionnel, somatique, comportemental) afin d'utiliser les outils les plus adaptés. Un homme qui vit dans « ses tripes » sera plus sensible à une thérapie corporelle ; un homme qui est dans la rumination, « qui pense tout le temps », sera plus à l'aise dans le verbal et la thérapie cognitive ; un homme qui est dans l'action progressera plus facilement dans le cadre d'une thérapie utilisant des exercices comportementaux.

• *La mise en place d'une véritable relation humaine* interpersonnelle dont l'empathie est le nœud central. La compétence professionnelle ne suffit pas à la réussite d'une prise en charge thérapeutique. Il faut une relation chaleureuse de renforcement positif des progrès, une communication partagée des émotions, un échange, une verbalisation à haute voix des peurs et des pensées, une recherche en commun des objectifs de travail. En tout état de cause, il vaut mieux éviter la neutralité froide et distante entre vous et le thérapeute.

• *L'absence de comportements et de paroles sans but thérapeutique :* provocations pour le plaisir de provoquer, silences pour induire un malaise sans but. La provocation, le silence, le positionnement comportemental, cognitif, émotionnel du thérapeute n'ont de sens que s'ils s'inscrivent dans un programme thérapeutique.

• *L'acceptation par le thérapeute de ses propres limites* pour éviter la toute-puissance du tout-savoir et ne pas imposer « sa » thérapie, quel que soit le trouble.

• *La concordance des attentes du patient et du thérapeute :* être sur la même longueur d'onde, dans le même schéma de communication verbale et corporelle. Le thérapeute et le patient doivent s'accorder sur un changement suffisant face au symptôme. Cela peut aller jusqu'à la disparition du problème, mais cela peut aller simplement jusqu'à la modification d'un paramètre ou la perception différente du problème (le problème n'est alors plus un problème).

Les deux axes de la prise en charge

Globalement, la prise en charge thérapeutique se fait selon deux axes :

1. un axe somatique (médico-chirurgical et médicamenteux),
2. un axe psychothérapique (et sexothérapique).

Le rythme dépendra du type de thérapie, en individuel ou en groupe. Il évoluera en fonction des objectifs définis avec, par exemple, soit des entretiens de soutien, soit des techniques spécifiques telles que la relaxation, les techniques cognitivo-comportementales, la sexothérapie ou la thérapie conjugale.

Nous allons maintenant passer en revue les différentes prises en charge en ayant toujours à l'esprit que celles-ci dépendent du problème du patient porteur du problème, du système dans lequel il évolue et des compétences spécifiques du thérapeute.

La place des médicaments

Il existe des médicaments à effet positif et des médicaments à effet négatif sur la sexualité. Ce qui est bon pour tel problème de santé peut être mauvais pour tel autre, en raison des effets secondaires négatifs induits.

Par exemple, les psychotropes (anxiolytiques, hypnotiques, antidépresseurs, neuroleptiques) sont normalement utilisés pour agir sur des troubles comme l'anxiété, la dépression, les troubles du sommeil, du comportement, etc. Mais ils peuvent aussi avoir des effets négatifs, parfois transitoires, parfois permanents, pendant la prise du traitement et, notamment, provoquer l'apparition de troubles sexuels.

C'est le cas de l'éjaculation retardée, voire de l'anéjaculation, qui figure dans la liste des effets négatifs de certains traitements antidépresseurs. C'est aussi le cas des troubles de l'érection qu'on retrouve parmi les effets négatifs de l'ensemble des psychotropes mais, plus particulièrement, des antidépresseurs.

Outre l'effet lié à la concentration du produit dans le sang et à la cinétique biologique, il y a aussi un effet spécifique, variable d'un individu à l'autre, et ce, quelle que soit la dose. Cet effet spécifique dépend de la personne, de sa personnalité, de son environnement, de l'acceptation ou non du traitement.

Par exemple, l'appréhension de la survenue d'un problème sexuel peut favoriser l'apparition de celui-ci lorsqu'on prend un traitement psychotrope pour un problème psychologique quelconque. Autre exemple : un traitement antidiabétique peut ne pas être directement la cause d'un problème d'impuissance ;

en revanche, s'il est mal vécu ou s'il est rejeté par le patient, il peut jouer un rôle d'aggravation sur le problème sexuel.

Il faut donc différencier plusieurs scénarios pour mieux comprendre les interactions entre troubles sexuels et traitements médicamenteux.

EN RÉSUMÉ

— Le traitement médicamenteux est prescrit pour une maladie ou un symptôme (antihypertenseur, antidépresseur, traitement hormonal), mais c'est la maladie qui provoque l'apparition de problèmes sexuels, sans que les médicaments soient en cause dans leur apparition.
— Le traitement médicamenteux, pris pour une maladie ou un symptôme, peut entraîner des effets secondaires négatifs sur la sexualité. Cette fois, ce n'est pas la maladie qui est en cause dans le problème sexuel, mais les médicaments utilisés.
— Le traitement médicamenteux est prescrit pour soigner un facteur spécifique dans un trouble sexuel (hormonal, vasculaire, psychogène). Il y a un lien direct entre la prescription du produit et l'action positive sur la cause organique du problème sexuel.

Prenons l'exemple du lien entre troubles sexuels, dépression et antidépresseurs. Le trouble sexuel peut être en relation, de différentes manières, avec la dépression et les antidépresseurs :

— Le trouble sexuel peut préexister à la dépression, sans qu'il y ait de lien, du moins au départ. Par la suite, ils se renforceront l'un l'autre.

— Le trouble sexuel peut être la cause de la dépression : c'est le facteur déclencheur, « la goutte qui fait déborder le vase ».

— Le trouble sexuel peut être le révélateur de la dépression. La baisse de la libido, les troubles de l'érection et les difficultés orgasmiques sont des signes classiques de la dépression.

— Le trouble sexuel peut être la conséquence de la dépression en raison du mal-être, du retentissement conjugal ou environnemental qu'elle induit.

— Le trouble sexuel peut faire partie des effets secondaires du traitement antidépresseur.

— Le trouble sexuel peut survenir à la suite de la résolution de la dépression, en raison des changements personnels, environnementaux ou conjugaux que la dépression, en disparaissant, a entraînés.

RÈGLES CONCERNANT TOUT TRAITEMENT MÉDICAMENTEUX

— Il ne faut rien faire sans avis médical (pas d'arrêt ou de modification intempestive d'un traitement, pas de prise médicamenteuse sans bilan).

— Il faut peser le pour et le contre avec, d'un côté, la nécessité de prendre tel médicament malgré son effet négatif sur la sexualité et, de l'autre, le risque d'arrêter un médicament nécessaire à sa santé physique et psychique dans le seul but de préserver sa sexualité.

— L'adaptation ou le changement de la dose, la mise en place d'un traitement discontinu, la modification du produit, sont les moyens que le médecin peut avoir à sa portée pour améliorer la sexualité. C'est lui qui décidera, parlez-lui-en.

— Il y a un décalage entre le retour à la normale de la sexualité et l'arrêt d'un traitement médicamenteux. La sexualité peut revenir à la normale jusqu'à six mois après l'arrêt du traitement.

— L'association de plusieurs médicaments peut accentuer le déclenchement et le maintien de troubles sexuels.

— Le médicament a sa place propre dans le panel des thérapies, il peut être efficace sur certains symptômes et créer une réaction en chaîne positive sur d'autres facteurs agissant sur la sexualité (meilleur équilibre hormonal, stabilisation d'un état anxiodépressif...).

— Un médicament peut faciliter la relation patient-thérapeute, mais il ne peut tout traiter d'un problème sexuel.

— Un médicament peut être un bon ou un mauvais médicament en fonction de la relation entre le patient et le thérapeute (en dehors de toute considération pharmacologique).

— Un médicament est aussi à l'image des attentes du patient et du thérapeute. Par exemple : pour le patient, il peut cacher une demande plus difficile à aborder et à verbaliser, il peut être « magique », déculpabilisant. Pour le thérapeute, il peut éviter d'approfondir l'analyse du symptôme, il peut accompagner parfois un contre-transfert négatif du thérapeute vers le patient.

— Un médicament peut voir ses effets positifs ou négatifs accentués en fonction du patient et de son environnement, du thérapeute et du lien thérapeutique.

— Certains médicaments agissent par « effet placebo » avec, parfois, une efficacité certaine, sans que l'on sache vraiment quels sont les mécanismes qui interagissent dans l'efficacité. Est-ce la conviction, l'attente du patient et/ou celle du thérapeute ?

— Un médicament ne sera utile que s'il y a une indication précise, dans un but précis, pendant une courte durée, dans un contexte conjugal et relationnel positif. (Il est inutile de donner des médicaments hormonaux si les taux sanguins sont normaux.)

— Un médicament ne doit pas servir à masquer des conflits conjugaux ou à créer une relation pathologique dans un couple, il ne sera qu'inefficace.

— Un médicament ne doit jamais devenir un produit « toxicomaniaque » de dépendance que le patient peut créer avec son traitement. Certains patients préfèrent utiliser des auto-injections, des anxiolytiques ou des médicaments oraux plutôt que de régler certains problèmes de fond. Le produit est alors un cache-misère qui ne fait qu'éloigner la solution.

➤ Les médicaments à action directe sur la sexualité

Les auto-injections intracaverneuses

Les injections se font directement au niveau des corps caverneux de la verge. Elles sont utilisées dans les troubles de l'érection. Différents produits existent. Ils sont employés soit pour induire une érection, soit pour permettre et maintenir la rigidité de l'érection.

L'apparition de ces traitements a apporté une amélioration certaine au diagnostic. On est désormais capable de distinguer, chez un homme présentant un problème d'érection, les étiologies vasculaires et psychogènes. La présence d'une érection réflexe après cette injection permet, en effet, d'éliminer un grand nombre de causes organiques.

Les injections intracaverneuses permettent une nette amélioration chez des patients présentant des troubles érectiles d'origine organique et qui n'ont aucun autre moyen de résoudre leurs difficultés sexuelles. Elles sont également utilisées en cas de difficultés psychologiques, lorsque l'état de stress et d'anxiété est trop important. Une ou deux injections peuvent aider un homme à retrouver, par la réassurance induite, une réaction positive face à son trouble sexuel.

Toutefois, il faut faire attention à ne pas utiliser ces auto-injections sans véritable indication médicale, sans bilan préalable, sans accord du médecin et sans discussion de couple. Le risque existe, en effet, de voir survenir des conséquences physiques locales, notamment au niveau de la verge (douleurs, nodule, priapisme), s'il n'y a pas eu de bilan sérieux. D'autres conséquences, d'ordre psychologique, peuvent également apparaître, parfois désastreuses, si le traitement n'a pas été intégré dans une démarche psychothérapique individuelle ou conjugale.

Les traitements oraux spécifiques de l'érection

De nouveaux produits, utilisés par voie orale, ont une action directe sur le déclenchement et le maintien de l'érection. Ce ne sont pas des stimulants sexuels, mais de vrais médicaments avec des indications précises et des contre-indications spécifiques. Ils doivent vous être prescrits par un médecin.

Parmi ces médicaments : le Sildenafil, le Vardenafil, le Tadalafil permettent réellement d'améliorer l'érection, mais uniquement quand l'excitation sexuelle existe. Des dérivés de l'apomorphine jouent le même rôle. Aucun n'est aphrodisiaque. Il doit être utilisé en gardant à l'esprit les règles citées plus haut qui valent pour tout médicament : prise ponctuelle, pour une indication précise, dans un couple stable, sans recherche d'efficacité magique, etc.

➤ Les médicaments à action indirecte sur la sexualité

Les androgènes

Ils sont utilisés dans différentes situations, notamment si l'hypogonadisme (insuffisance testiculaire) est confirmé par un bilan biologique montrant une baisse du taux de testostérone significative et qu'il n'y a pas de contre-indication. L'utilisation d'androgènes est risquée et même grave s'il y a un cancer de la prostate méconnu ou que le taux sanguin de testostérone est normal.

Les œstroprogestatifs

Comme pour les androgènes, les œstroprogestatifs ne doivent être utilisés que si les taux sanguins sont inférieurs à la normale. Ils sont aussi employés comme moyen contraceptif.

Il faut souligner le caractère individualisé des effets de la contraception œstroprogestative sur la sexualité. Pour certaines femmes, celle-ci s'améliore ; pour d'autres, au contraire, elle s'altère. Cela dépend du type de produit utilisé, mais aussi de la sexualité avant la prise de contraceptifs, de la place de la sexualité face au désir d'enfant, et même de la personnalité de la patiente.

La bromocriptine

En cas d'hyperprolactinémie (augmentation du taux de prolactine dans le sang), le traitement par la bromocriptine améliore la fonction sexuelle en diminuant le taux de prolactine.

Les anxiolytiques

Ils sont utilisés à faible dose dans certaines formes de stress et d'anxiété en faisant attention à leur dépendance, d'où l'importance d'une dose minimale de courte durée.

Les antidépresseurs

Ils sont utilisés dans les états dépressifs et dans certains troubles anxieux, notamment les attaques de panique, les phobies, l'anxiété généralisée et les troubles obsessionnels compulsifs. Toutefois, certains antidépresseurs et neuroleptiques peuvent aussi, à faible dose, agir sur l'éjaculation précoce en retardant la survenue du réflexe éjaculatoire (clomipramine, thioridazine).

Les bêtabloquants adrénergiques

Ils agissent sur la composante émotionnelle et somatique de l'anxiété de performance (le trac), mais il faut faire attention aux contre-indications (asthme, diabète, troubles cardiovasculaires...).

Les gels lubrifiants

Ils sont d'une grande utilité en cas d'absence de lubrification et, donc, de sécheresse vaginale.

Ils peuvent être employés quelle que soit la cause du problème rencontré : manque de désir ou peur du rapport sexuel ; défaut d'apprentissage, précipitation, méconnaissance ; déficit hormonal physiologique lors de la ménopause, déficit hormonal pathologique en cas d'insuffisance glandulaire, pathologie locale (mycose, infections diverses, postradiothérapique, post-chirurgicale...).

L'emploi de gels lubrifiants doit évidemment être associé au traitement causal.

Les autres produits médicamenteux

D'autres produits, utilisés par voie locale ou par voie orale, ont été essayés sans étude scientifique contrôlée permettant de savoir réellement si leurs résultats sont spécifiquement positifs dans les troubles sexuels.

C'est le cas des vasodilatateurs par voie orale, des psychostimulants, des complexes vitaminés, des anesthésiants locaux, etc.

➤ Les traitements d'appoint

L'appareil de constriction par aspiration (vacuum)

Utilisé dans les troubles de l'érection, il est surtout utile pour les patients présentant des troubles vasculaires.

Une pompe permet de déclencher une érection par dépression dans le cylindre où est placée la verge. Quand l'érection est obtenue, un anneau maintenant l'érection est placé à la base de la verge.

Le cadre thérapeutique doit être précisé, le suivi médical est indispensable ainsi que le soutien psychologique du patient et de la partenaire (celle-ci doit évidemment être d'accord). Une analyse approfondie des motivations et des attentes est nécessaire.

Le traitement chirurgical (prothèses, implants)

Là encore, c'est pour les troubles de l'érection que les progrès sont les plus nombreux. Exception faite des interventions sur le circuit artériel et veineux dont l'efficacité à long terme n'a pas été prouvée et dont les indications demandent encore à être précisées, certains traitements chirurgicaux peuvent être envisagés lorsque le patient a déjà essayé, sans succès, tous les autres traitements non invasifs.

Ce sont surtout les hommes présentant des troubles organiques importants et irréversibles et qui sont peu améliorés par les traitements d'appoint, qui peuvent bénéficier de la mise en place de prothèses.

Les indications de cette mise en place doivent être discutées, après échec de tous les autres traitements, par un urologue et un andrologue spécialisés dans ce type d'interventions. Des explications sur l'efficacité et les complications possibles de cette intervention sont indispensables dans le cadre d'entretiens conjugaux.

Les psychothérapies

Il y a quatre grands axes thérapeutiques dans les psychothérapies : la psychanalyse et les techniques dérivées, les thérapies cognitivo-comportementales, les thérapies familiales systémiques et les thérapies à médiation corporelle.

La psychanalyse

Pour Freud, le trouble sexuel est le reflet extériorisé d'un conflit inconscient remontant aux premières années et dont la base est l'association d'affects négatifs au désir sexuel dans la première enfance.

Les troubles actuels ont leur origine dans des conflits intrapsychiques plus anciens. Ces conflits sont refoulés dans l'inconscient, car ils sont source d'anxiété et d'angoisse ; ne trouvant pas de solutions, ils interfèrent dans la vie adulte.

Le cœur de la théorie psychanalytique est la notion d'inconscient. La psychanalyse s'organise autour de notions fondamentales invariantes : mise en valeur du langage parlé (facilité par la position allongée de l'analysé) ; neutralité bienveillante ; travail sur la névrose de transfert du patient, sur ses résistances, sur les prises de position contre-transférentielles du thérapeute. À cela s'ajoutent des positions éthiques quant à la durée, la fréquence et le coût financier des séances…

Au cours des séances ou grâce aux séances, l'analysé va extérioriser les conflits infantiles et les « revivre » avec le thérapeute, en toute sécurité (névrose de transfert). Les anciennes craintes de punition, vécues dans l'enfance au cours de pratique sexuelle, seront réactivées par les manifestations sexuelles de l'adulte.

Voici quelques exemples d'interprétation fréquemment retrouvée dans la littérature psychanalytique :

— Le vaginisme témoignerait du fantasme d'incorporer et de détruire le pénis. En raison de l'angoisse éprouvée, la

femme réaliserait un compromis en contractant ses releveurs (ce qui rend les rapports sexuels impossibles).
— L'éjaculation retardée traduirait le danger ressenti dans le fait d'éjaculer notamment dans le vagin (crainte de castration au moment de franchir le vagin « maternel »).
— L'éjaculation prématurée témoignerait de sentiments sadiques envers la femme et de la volonté de la salir tout en la frustrant de plaisir.
— L'impuissance érectile serait due à l'angoisse de castration consécutive au désir incestueux envers la mère et à la peur de représailles possibles par le père.

Sous l'impulsion de George Abraham ou de Helen Singer Kaplan, certains thérapeutes d'orientation analytique associent désormais des exercices sexothérapiques aux entretiens psychothérapiques. Cette approche multiplie l'efficacité respective de chacune des composantes.

INTÉRÊTS ET LIMITES DE LA PSYCHANALYSE ET DES PSYCHOTHÉRAPIES ANALYTIQUES

— Passage au second plan du problème immédiat.
— Réflexion sur le pourquoi du problème, travail d'intériorisation.
— But orienté sur une connaissance plus globale de soi.
— Longue durée de la thérapie.
— Pas de réponses aux questions.
— Peu d'échange verbal avec le thérapeute.

➤ Les thérapies familiales systémiques

Ces thérapies reposent sur l'idée que les problèmes sont moins l'expression de difficultés individuelles que le résultat de troubles de communication à l'intérieur du système familial. Elles visent à agir sur les interactions, le système, et non sur l'individu pris isolément. Leurs principes de base peuvent s'appliquer au couple, puisque celui-ci constitue un mini-groupe, un système interactionnel spécifique.

Ces thérapies systémiques diffèrent suivant l'orientation privilégiée. Certaines auront une base plus analytique ; d'autres une base plus stratégique.

Quelle que soit l'école suivie, cinq points caractérisent l'approche familiale systémique :

1. *La demande* : elle est plurielle, voire paradoxale, car le groupe intègre une pluralité de personnalités.

2. *Le symptôme :* il doit être intégré dans l'économie familiale. Il témoigne d'une souffrance, mais il est aussi la solution artificielle permettant de maintenir l'équilibre du système. On parlera de « porteur du symptôme » ou de « patient désigné » pour bien montrer la dissociation entre le symptôme et celui qui le manifeste.

3. *L'homéostasie* : elle maintient un pseudo-équilibre rendant compte des résistances au changement.

4. *Le processus de changement :* il procède d'une réflexion sur le « comment fait-on pour perpétuer le symptôme ? » et non d'une analyse sur le « pourquoi tel problème apparaît-il ? ».

5. *L'implication du thérapeute :* elle est réelle, directe puisqu'il s'agit de communication. Son rôle est d'analyser les interactions familiales et les systèmes de communication verbale et non verbale.

Cette thérapie est évidemment très utile dans la mise en place d'un travail de thérapie conjugale. La présence d'un ou de deux thérapeutes en cothérapie permet d'analyser le problème sexuel comme un problème de couple, porté par un des deux conjoints, mais interagissant en permanence dans le système conjugal. C'est l'exemple des couples dominant/dominé où le symptôme sexuel est l'élément extériorisé, revendiqué, la source de tension et de crises, mais aussi la source d'une focalisation stérile qui empêche de se poser les vraies questions (peur de l'abandon, du rejet, de l'autonomisation).

➤ Le cas particulier de la thérapie conjugale

Cette forme de thérapie peut prendre, en fonction des thérapeutes, une orientation analytique, comportementale ou systémique. En voici les règles les plus importantes :

— *Le système conjugal* est le centre de la prise en charge. Les forces psychiques individuelles, en tant que telles, ne sont ni analysées ni prises en compte dans le déroulement de la thérapie.

— *Les séances à deux* sont systématiques. Le couple est toujours vu ensemble (sauf au début, où chaque partenaire peut être vu une fois séparément pour un bilan initial).

— *La cothérapie* est très fréquente (deux thérapeutes sont présents avec les deux patients).

— *La définition du contrat et des objectifs* est faite en collaboration par le couple et les thérapeutes.

— *Les objectifs de travail à domicile* aident à la thérapie conjugale. Ils demandent des couples motivés, prêts à remettre en question leurs certitudes et leurs interprétations.

Les indications de la thérapie conjugale sont multiples. Citons les plus fréquentes : lorsqu'il y a échec de la thérapie individuelle ; lorsque le symptôme sexuel est inclus dans une problématique de manipulation conjugale ; ou encore lorsque la dysharmonie conjugale est le problème de couple principal.

Différents problèmes observés peuvent amener à des types d'intervention spécifique en thérapie de couple. On peut utiliser :

1. *La thérapie de couple d'orientation sociocognitive* : quand les problèmes initiaux sont spécifiques, et les conjoints motivés. La nécessité d'un apprentissage est au cœur de la demande.

2. *La thérapie de couple d'inspiration systémique* : quand la prise de conscience et la motivation sont minimales ; quand la propension à la manipulation forte.

3. *La thérapie de couple d'orientation analytique* : quand le couple s'intéresse à l'origine et aux racines affectives des conflits vécus.

4. *La thérapie familiale :* quand les enfants sont impliqués dans la problématique conjugale.

La thérapie de couple devient rapidement inopérante si l'un des deux partenaires ou si les deux partenaires cachent certains paramètres de leur histoire, manipulant ainsi le thérapeute. C'est aussi le cas si l'un des deux conjoints veut la séparation ou que le couple ne s'entend pas sur les modalités pratiques de celle-ci.

La thérapie de couple peut ainsi prendre des allures différentes, organisées en fonction des demandes et de l'approche thérapeutique du spécialiste consulté. Du soutien préventif aux interventions de crises en passant par des formes spécifiques de travail, la thérapie de couple a une place de choix dans le panel des différentes thérapies.

INTÉRÊTS ET LIMITES DE LA THÉRAPIE FAMILIALE OU CONJUGALE

— L'obligation d'être présent en couple ou en famille à chaque entretien.
— Le travail sur les interactions, la communication au sein du couple ou de la famille.
— Prise en charge du symptôme en tant que symptôme d'un trouble du système conjugal ou familial.
— Orientation psychanalytique ou comportementaliste de certaines thérapies familiales (les modalités pratiques seront alors différentes).
— Action directe du thérapeute qui opère sur la communication.
— Séances parfois filmées et retravaillées avec la famille ou le couple en présence du thérapeute.
— Pas de thérapie individuelle.

➤ Les thérapies à médiation corporelle

Selon ces conceptions, tout individu est habité par une tendance à la réalisation de soi, réalisation qu'il décide librement et dont il prend la responsabilité. Les problèmes sont le résultat d'entraves ou de blocages rencontrés par la personne essayant de développer ce potentiel qui l'habite.

La thérapie consistera donc à débloquer, à libérer ce potentiel des entraves internes et externes. Elle repose sur l'authenticité, la considération positive inconditionnelle et la compréhension empathique.

Ces théories abordent le corps par la tangente, l'atteignant soit dans son infrastructure anatomo-bio-physiologique, soit dans sa superstructure comportementale et sociale, soit à partir d'une systématisation voisine, psychanalytique en particulier.

— *Le corps fonctionnel :* on recherche une aisance, un apaisement, une détente, un meilleur fonctionnement du corps face au stress. Le meilleur exemple en est la relaxation, notamment le training autogène de Schultz (décontraction avec recherche de détente musculaire, ralentissement du rythme cardiaque et respiratoire, induction de la part du thérapeute, sensations corporelles de lourdeur, chaleur des membres, du ventre, fraîcheur du front...).

— *Le corps émotionnel :* on recherche une meilleure expression des affects par le biais du cri et du toucher, avec un effet cathartique réel. Le meilleur exemple en est la technique du « cri primal » de Janov, cri régressif intériorisé.

— *Le corps sensuel :* on se focalise sur les sensations internes. La sensualité est au centre des thérapies corporelles les plus récentes basées sur le toucher, la recherche du plaisir et du bien-être. Les meilleurs exemples en sont l'haptothérapie, le massage californien, le massage sensitif (Camilli).

— *Le corps transfonctionnel :* on cherche à créer un état modifié de conscience. Outre le *rebirth* et la sophrologie, le meilleur exemple en est l'hypnose classique : on recherche un état dans lequel les facultés mentales critiques sont temporairement suspendues et où le patient utilise principalement l'imagination et les processus de pensées primaires.

L'hypnose en sexothérapie facilite le contrôle cognitif et, notamment, l'action sur les ruminations négatives conditionnant l'échec. Elle permet également l'abaissement de l'anxiété et du stress, la prise de conscience accrue du pouvoir bénéfique ou préjudiciable des pensées négatives, l'utilisation de l'imagerie positive, le retour des processus physiologiques naturels normaux, l'acquisition de nouvelles compétences mentales facilitant la maîtrise personnelle.

INTÉRÊTS ET LIMITES DES THÉRAPIES CORPORELLES

— Le corps est au centre du traitement.
— On utilise le lâcher-prise et la modification du champ de la conscience.
— On travaille sur les émotions.
— Le travail sur le passé, le présent et l'avenir est plus approprié si les barrières émotionnelles et corporelles sont moins fortes.
— Il faut trouver le bon moment pour travailler en thérapie corporelle.
— Il y a des thérapies corporelles d'orientation comportementale, d'orientation psychanalytique, d'orientation humaniste.

Ultimes recommandations aux impatients

Si vous avez compris que vous ne devez pas être impatient et que vous devez jouer un rôle actif dans la résolution de votre problème, vous deviendrez un véritable thérapeute pour vous-même. Voici un ensemble de remarques qui peuvent vous aider à tenir ce rôle.

• Prenez le temps de réfléchir à votre problème, quantifiez votre souffrance sur une échelle de 0 à 10 (0 : pas de souffrance ; 10 : maximum d'intensité de la souffrance).

• Efforcez-vous, dans l'explication du problème, d'utiliser le « je » plutôt que le « nous » ou le « on » (je souffre, j'ai du mal, j'aurais envie...).

• Dites-vous que le problème est la vision qu'on a du problème. Ce n'est pas toujours *la* vérité, mais c'est *sa* vérité qu'il faut prendre au sérieux.

• Rappelez-vous qu'on a le droit, face à un problème, de rater, de réussir, de tourner en rond : c'est humain. La sexualité échappe à la loi du tout ou rien.

• Dites-vous que vous avez le droit de douter, de vous interroger, de ne pas être sûr de vous-même. Le doute permet le questionnement.

• Essayez d'utiliser l'humour, sans nier le problème, mais en le relativisant.

• Rappelez-vous qu'un problème n'est qu'une partie de soi (je ne suis pas un problème, j'ai un problème...).

• Acceptez de reconnaître votre part de responsabilité (j'ai joué un rôle actif, j'ai plus ou moins participé à l'apparition ou au maintien du problème...).

• Rappelez-vous qu'une solution et un changement ne sont possibles que si on devient client (et non uniquement un patient impatient attendant la magie du thérapeute).

• Négociez les objectifs intermédiaires, réalisables à domicile avant d'en arriver à l'objectif final.

• Demandez-vous ce que serait la solution idéale (à raconter en détail). Quels sont les moyens pour arriver à cette solution idéale ?

• Demandez-vous ce qu'aurait été la pire situation. Comment avez-vous fait pour que cela n'arrive pas ?

• Interrogez-vous sur les situations où le problème était absent. Que faisiez-vous alors ?

• Efforcez-vous de construire des moments privilégiés pour que cela aille mieux (contexte, ambiance, climat...).

• Mettez en évidence les changements qui ont déjà été efficaces.

• Faites peu et bien plutôt que tout et mal.

• On n'arrive à rien sans prendre de petits risques. Il y a aussi du risque à ne rien faire.

• Construisez à deux, en harmonie, votre relation sexuelle.

• Ne passez pas votre temps à jouer aux devinettes avec l'autre. Communiquez vos envies.

• Occupez-vous des moyens plutôt que des buts.

• Concentrez-vous sur vos sensations plutôt que sur vos performances.

• Sachez remettre en question vos acquis.

• Sachez que chaque rapport sexuel est unique.

• Souvenez-vous que votre partenaire n'est pas vous.

• Donnez-vous un rendez-vous en couple, une fois par semaine, pour faire le bilan de ce que vous avez essayé, pour positiver les efforts de l'autre.

• Sachez qu'il y a un minimum « syndical » pour le couple *en couple* : une soirée par semaine ; un week-end tous les deux mois ; une semaine tous les six mois.

• Allez voir un spécialiste, si vous le souhaitez. Il vaut mieux consulter pour apaiser une petite angoisse, qu'attendre pour être à ramasser « à la petite cuillère ».

• … Relisez ce livre.

Quelques données scientifiques

La sexualité dépend de 3 systèmes bien précis :

1. *Le système vasculaire* qui participe aux réactions physiques lors de l'excitation sexuelle : gonflement de la verge, du clitoris ; congestion et lubrification du gland, de la vulve, du vagin, etc.

2. *Le système neuromusculaire* qui intervient au maximum de l'excitation sexuelle : tension de l'abdomen, accélération de l'activité respiratoire, mais surtout au moment de l'orgasme : spasme de l'urètre lors de l'expulsion du sperme chez l'homme ; spasme de l'utérus et du vagin dans l'orgasme féminin.

3. *Le système hormonal* : les sécrétions libérées par les ovaires ou testicules ne jouent pas un rôle essentiel dans les phénomènes vasculaire et musculaire de l'érection ou de l'orgasme. L'action des hormones s'effectue plus au niveau cérébral que périphérique (ovaires et testicules).

Ce triple système est contrôlé, supervisé et modulé par le cerveau qui échange en permanence des informations avec les organes sexuels. Le cerveau reçoit des informations de la périphérie (organes internes et externes), qu'il traite et associe à des souvenirs déjà en mémoire, à des émotions, à des sentiments. Il renvoie ensuite les informations à la périphérie, en direction des zones externes et internes.

La phase de désir

« Avoir envie » dépend évidemment de très nombreux facteurs. « Mon envie » peut venir de moi, de mon partenaire ou de notre relation. De moi, par ce que je pense (mes fantasmes), par ce que je ressens (mes sensations visuelles, olfactives, tactiles, etc.), par ce que je fais (mes gestes, mon comportement) ; de l'autre, par ce qu'il pense, ressent ou fait ; de notre relation, parce que nous vivons un moment de bonheur, d'échange, de complicité, ou, au contraire, parce que l'absence ou la distance font naître le besoin de se retrouver.

Des différences existent entre l'homme et la femme lors de la phase de désir. Elles sont liées à :

— *L'expression des fantasmes :* utilisés et acceptés chez l'homme, ils sont souvent « présentés » comme absents ou coupables chez la femme.

— *La nature des sources de stimulation :* l'homme aime voir, il est stimulé par des sources purement sexuelles ; la femme aime entendre, sentir, elle est stimulée par des sources sensuelles et des paramètres environnementaux (climat du couple, ambiance, mots « gentils », moments à deux, etc.).

La phase d'excitation

Elle se traduit par la « sensorialité » corporelle et psychique.

— *Physiquement :* il y a hypervascularisation des tissus, notamment des zones érogènes (peau), avec lubrification du vagin et gonflement puis début de rigidité de la verge.

Cette phase aboutit à la congestion des zones sexuelles féminines (vulve, clitoris, vagin) et à l'érection totale (rigidité de la verge). La respiration est plus haletante, le rythme cardiaque augmente, des rougeurs apparaissent sur le corps, les seins augmentent de volume.
— *Psychologiquement :* il y a modification de l'état de conscience ; la vigilance se focalise sur certains facteurs excitants tandis que la rupture se fait avec l'environnement.

Cette phase d'excitation dépend de ce que « je me mets dans la tête », de ce que « je ressens dans mon corps », de ce que « je vis avec l'autre ». Le trépied constitué par ces trois paramètres est indispensable.

Lorsque l'excitation est à son acmé, tous ces signes sont au maximum : congestion du sac scrotal, élévation des testicules chez l'homme ; érection des mamelons et du clitoris chez la femme. On parle alors de « plateau », période préorgasmique où tout le corps est en tension avant le « lâcher-prise ».

La phase orgasmique

Elle se caractérise par des contractions musculaires et se traduit, chez l'homme, par l'éjaculation, et, chez la femme, par des spasmes utérins.

C'est l'étape correspondant à un maximum de jouissance, au-delà de la notion de plaisir. Cette phase est très courte : lâcher-prise du corps et de la pensée ou « petite mort » dans le langage populaire.

L'orgasme est variable en intensité et en durée en fonction de l'expérience sexuelle.

La phase réfractaire

— *Chez l'homme :* fréquente, sans être systématique, elle se caractérise par une impossibilité physiologique de retrouver immédiatement un état d'excitation, donc une érection. La pénétration est impossible sans qu'il y ait trouble sexuel. C'est une étape normale de récupération, qui peut durer de quelques secondes à quelques heures. Différents facteurs expliquent l'importance de cette phase tant en durée qu'en intensité : l'âge, l'excitation ou le contexte affectif, par exemple.

— *Chez la femme :* il n'y a pas de période réfractaire, c'est-à-dire qu'un premier orgasme peut être suivi d'autres orgasmes ou bien être prolongé si l'excitation est maintenue à un certain niveau d'intensité (propre à chacune). Cette capacité est liée à la désinhibition. Une femme peut jouer avec son « orgasme », car elle lâche prise plus en douceur ; l'homme « contrôle » plus difficilement sa phase de plateau, il est spontanément rapide.

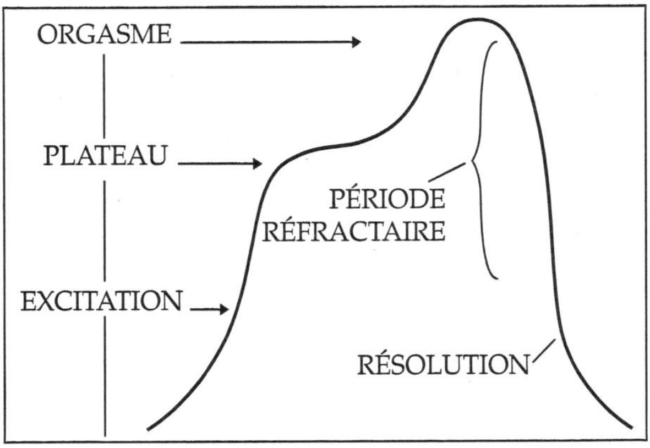

Schéma général du cycle sexuel chez l'homme (d'après G. Trudel).

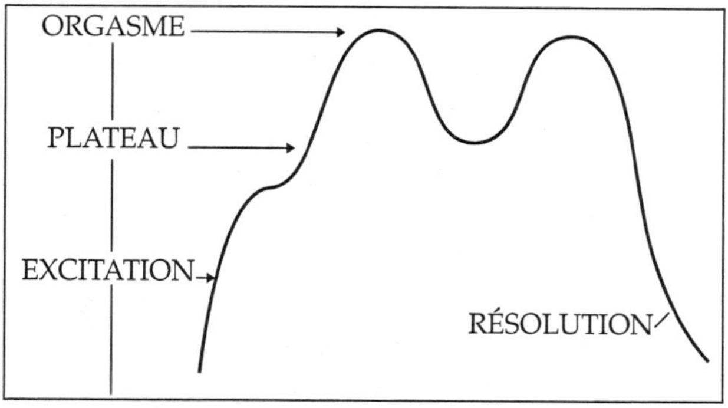

Schéma général du cycle sexuel chez la femme(d'après G. Trudel).

La phase de résolution

C'est le retour progressif à l'état initial : ramolissement de la verge ; lente décongestion des tissus et des muqueuses vaginales ; apaisement de la tension physique et psychique.

Références bibliographiques

ABRAHAM G., PORTO R., *Psychanalyse et thérapies sexologiques*, Paris, Payot, 1978.

ADÈS J., « Conduites de dépendance et recherche de sensations », *in* Bailly D. et Venisse J.-L., *Dépendance et conduite de dépendance*, Paris, Masson, 1994.

ANDRÉ C., LÉGERON P., *La Peur des autres. Trac, timidité et phobie sociale*, Paris, Odile Jacob, 1995.

ARAOZ D. L., *Hypnose et Sexologie : une thérapie des troubles sexuels*, Paris, Albin Michel, 1994.

AZRIN M. H., MASTER B. J., JONS R., « Reciprocity counseling : a rapid learning based procedure for marital counselin », *Behavioral Research and Therapy*, 11, 365-382, 1973.

BECK A. T., *Cognitive Therapy and the Emotional Disorders*, New York, International University Press, 1976.

BOISVERT J.-M., BAUDRY M., *Psychologie du couple*, Paris, Méridien, 1988.

BRUCKNER P., FINKIELKRAUT A., *Le Nouveau Désordre amoureux*, Paris, Seuil, 1977.

CHANGEUX J.-P., *L'Homme neuroral*, Paris, Fayard, 1983.

COSNIER J., *Psychologie des émotions et des sentiments*, Paris, Odile Jacob, 1993.

CYRULNIK B., *Les Nourritures affectives*, Paris, Odile Jacob, 1993.

—, *L'Ensorcellement du monde*, Paris, Odile Jacob, 1997.

ELLIS H., *Études de psychologie sexuelle*, Paris, Mercure de France, 1964.

GUILLEBAUD J.-C., *La Tyrannie du plaisir*, Paris, Seuil, 1998.

HALEY J., *Stratégies de la psychothérapie*, Ramonville-Saint-Agne, Érès, 1993.

KAPLAN H. S., *The New Sex Therapy*, New York, Brunner/Mazel, 1974.

KEGEL A., « Sexual functions of the pubo-coccygeus muscle », *W. J. Surg. Obst. Gyn.*, 60, 521, 1952.

KINSEY A. C., POMEROY W. B., MARTIN C. E., *Le Comportement sexuel de l'homme*, Paris, Pavoirs, 1948.

KINSEY A. C., *Le Comportement sexuel de la femme*, Paris, Amiot Dumont, 1954.

LO PICCOLO J., « Direct treatment of sexual dysfunction », *Hand Book of Sexology*, Amsterdam, SP Biological and Medical Press, 1975.

MASTERS W. H., JOHNSON W. C., *L'Union par le plaisir*, Paris, Laffont, 1975.

—, *Les Mésententes sexuelles et leur traitement*, Paris, Laffont, 1971.

MEYER R., *Les Thérapies corporelles*, Paris, H.G. Éditeurs, 1986.

O'HANLON B., BEADLE S., *Guide du thérapeute au pays du possible. Méthodes de la thérapie du possible*, Bruxelles, Satas, 1997.

POUDAT F. X., « Les addictions sexuelles », *Synapse*, n° 142, janvier 1998.

POUDAT F. X., JARROUSSE N., *Traitement comportemental et cognitif des difficultés sexuelles*, Paris, Masson, 1992.

REYNAUD M., MALAREWICZ J. A., *La Souffrance de l'homme. Une approche globale du fonctionnement psychique*, Paris, Albin Michel, 1996.

ROGERS C., *Client-Centered Therapy*, Boston, Houghton Mifflin, 1951.

SEMANS J. H., « Premature ejaculation : a new approach », *Southern. Med. Jour*, 49, 353-358, 1956.

SOUSSANA J., « Olfaction-amour-sexualité », mémoire du diplôme interhospitalo-universitaire de sexologie, Nantes-Rennes, 1998.

TRUDEL G., *Les Dysfonctions sexuelles. Évaluation et traitement*, Montréal, Presses universitaires du Québec, 1988.

VINCENT J.-D., *La Biologie des passions*, Paris, Odile Jacob, 1986.

WOLPE J., *Psychotherapy by Reciprocal Inhibition*, Stanford, Stanford University Press, 1970.

Index

Impression réalisée sur CAMERON par

BUSSIÈRE CAMEDAN IMPRIMERIES

GROUPE CPI

à Saint-Amand-Montrond (Cher)
pour le compte des Éditions Odile Jacob
en août 2004

Cet ouvrage a été transcodé et mis en pages
chez NORD COMPO (Villeneuve-d'Ascq)

N° d'édition : 7381-1528-X. N° d'impression : 043321/4.
Dépôt légal : août 2004.

Imprimé en France